牙周非手术治疗基本技术

主　　编　孙卫斌

副 主 编　吴　娟　刘　玉

东南大学出版社
SOUTHEAST UNIVERSITY PRESS

·南京·

图书在版编目(CIP)数据

牙周非手术治疗基本技术 / 孙卫斌主编. —南京：
东南大学出版社,2019.10
口腔住院医师规培与专业硕士双向接轨培养教材
ISBN 978 - 7 - 5641 - 8663 - 0

Ⅰ. ①牙…　Ⅱ. ①孙…　Ⅲ. ①牙周病-诊疗-职业培
训-教材　Ⅳ. ①R781.4

中国版本图书馆 CIP 数据核字(2019)第 262384 号

牙周非手术治疗基本技术

主　　　编	孙卫斌	
出版发行	东南大学出版社	
出 版 人	江建中	
社　　　址	南京市四牌楼 2 号	
邮　　　编	210096	
责任编辑	陈潇潇	
经　　　销	新华书店	
印　　　刷	南京京新印刷有限公司	
开　　　本	700 mm×1000 mm　1/16	
印　　　张	8.25	
字　　　数	150 千字	
版　　　次	2019 年 10 月第 1 版	
印　　　次	2019 年 10 月第 1 次印刷	
书　　　号	ISBN 978 - 7 - 5641 - 8663 - 0	
定　　　价	34.00 元	

＊ 本社图书若有印装质量问题,请直接与营销部联系,电话:025 - 83791830

口腔住院医师规培与专业硕士
双向接轨培养教材
编委会

主　编　孙卫斌

副主编　谢思静

主　审　胡勤刚

编　委（以姓氏笔画为序）

王志勇	王铁梅	王　翔	王　磊	刘　玉
汤旭娜	孙卫斌	李佳岭	李　姮	李　煌
杨卫东	苗雷英	林梓桐	孟翔峰	胡勤刚
聂蓉蓉	黄丽娟	黄晓峰	谢思静	蒲玉梅
雷　浪				

秘　书　杨　洁　吴　丽　柳慧芬

《牙周非手术治疗基本技术》
编委会

主　编　孙卫斌

副主编　吴　娟　刘　玉

编　者（以姓氏笔画为序）

刘　玉　任　阳　孙卫斌　杨　洁

吴　娟　张　璇　程　艳

序 言
Preface

  2014 年,教育部等六部门下发《关于医教协同深化临床医学人才培养改革的意见》(教研〔2014〕2 号),2017 年国务院办公厅下达了《关于深化医教协同进一步推进医学教育改革与发展的意见》(国办发〔2017〕63 号),其核心思想就是加快构建以"5+3"(5 年临床医学本科教育+3 年住院医师规范化培训或 3 年临床医学硕士专业学位研究生教育)为主体的临床医学人才培养体系。实现医学专业学位与住院医师规培双向接轨不仅是国家"医教协同"大政方针的要求,事实上也是满足临床医学人才队伍建设的迫切需要。

  改革开放以来,我国高等医学教育事业有了长足的发展,医学研究生培养已经具备了相当的规模,培养质量也得到跨越式的提高。但毋庸讳言,医学研究生培养中高分低能的问题突出,尤其是许多专业学位研究生偏向于基础科学研究,以完成导师承担的自然科学研究基金项目为任务,临床专业培训不足的现象比较普遍。但另一方面,医学面临的是人体疾病这个自然界最复杂的问题,从事临床医学从本质上必须具备科学研究能力,临床医师培养不仅需要临床实践,更需要系统的理论教育和科学研究能力培养。"住院医师规范化培训"在我国已经推行了二十多年,但目前面临的最迫切的问题仍然是"规范化",也就是说事实上目前还没有形成成熟的培养"规范"。如果不把培养规范首先建立起来,"规培"面临的最大问题就是单纯的技能化和事务化,青年医师规培实际上就流于形式。

国家医教协同医学人才培养改革正是要解决这两个偏向问题。因此,医学专业学位教育与住院医师规培双向接轨的目标就是从制度上推动医学专业研究生必须坚守临床岗位,以临床患者为科学研究主要目标,而住院医师规培必须涵盖系统的理论教育和相应的科研训练。这不仅是医学人才建设的重大举措,而且将会对转化医学产生直接的推动作用。

"口腔住院医师规培与专业硕士双向接轨培养教材"为国家推行医教协同医学人才培养改革后,第一个完整体现口腔医学专业硕士与住院医师规培双向接轨培养的指导性系列教材。该教材包含了以医学人文、案例分析、模拟训练为代表的口腔专业学位特色课程教材,以规范化临床训练为目标的操作与考核指导教材和以临床合理诊疗为中心的临床科研教材等三部分,贯穿了双向接轨培养的基础教育、专业教育和临床实践教育三个阶段。该教材体现了国家卓越医生培养的核心思想,同时侧重口腔医学职业素养和专业能力教育,并融合了南京大学人文和自然并重、基础与创新齐发的教育传统,在口腔医学高等院校双向接轨培养高层次优秀口腔医学人才方面有极好的指导意义。

南京大学副校长、医学院院长
张峻峰
2019 年 9 月 20 日

前言

Preface

牙周疾病是口腔两大疾病之一,以牙龈炎和牙周炎最常见,牙周炎是我国成年人失牙的首要原因。2017年《第四次全国口腔健康流行病学调查报告》显示,35~44岁成年人牙龈出血的比例为87.4%,与2007年相比,上升了10.1%。随着人们生活水平的提高,越来越多的牙周疾病患者急需规范的治疗和控制;而且控制牙周炎症还有利于口腔其他治疗的顺利实施和疗效保证。因此,牙周疾病的治疗越来越受到口腔临床医生的关注。

牙周非手术治疗是牙周疾病治疗的基础,是牙周序列治疗的第一阶段,也是牙周疾病治疗的关键,为了使口腔临床工作者规范地掌握牙周非手术治疗的核心技术,笔者在2007年出版的《牙周基础治疗技术》的基础上编撰了这本《牙周非手术治疗基本技术》,希望能够把我们的临床经验和心得体会分享给大家。

本书通过六个章节,图文并茂、一步一步地对牙周非手术治疗基本技术、手工和超声龈下刮治、根面平整操作技术、牙面抛光和龈上下喷砂操作技术、种植体周维护技术以及手工牙周器械的临床磨利操作技术做了详细的讲解,是比较适合于初学者和口腔临床工作者的继续教育参考书。

限于编者的经验和水平,文中难免有不尽完善之处和遗漏,望广大读者谅解,敬请专家和同仁不吝指正。

孙卫斌

2019 年 5 月 20 日

目　录
Contents

第一章　基本技术 ……………………………………………………… 1

 第一节　患者和术者的体位调节 ………………………………… 1

 第二节　口镜及临床操作 ………………………………………… 6

 第三节　探针及临床操作 ………………………………………… 11

 第四节　牙周探针及临床操作 …………………………………… 16

 第五节　器械握持技术 …………………………………………… 23

 第六节　支点技术 ………………………………………………… 25

 第七节　运动技术 ………………………………………………… 29

第二章　手工器械操作技术 …………………………………………… 32

 第一节　镰形器及操作技术 ……………………………………… 32

 第二节　匙形器及操作技术 ……………………………………… 36

 第三节　通用型匙形器及操作技术 ……………………………… 39

 第四节　Gracey 匙形器及操作技术 …………………………… 42

 第五节　前牙区刮治操作法 ……………………………………… 46

 第六节　后牙区刮治操作法 ……………………………………… 54

 第七节　锄形器、锉形器和凿形器及临床操作技术 …………… 65

第三章　牙面抛光操作技术 ···································· 70

第一节　手工抛光技术 ···································· 70

第二节　机用抛光技术 ···································· 71

第四章　超声器械操作技术 ································ 79

第一节　超声洁牙机 ····································· 79

第二节　超声龈上洁治技术 ······························· 84

第三节　超声根面平整技术 ······························· 85

第五章　种植体周维护技术 ································ 90

第一节　种植体周维护基本概念 ··························· 90

第二节　种植体周手工维护技术 ··························· 92

第三节　种植体周超声维护技术 ··························· 94

第六章　器械磨利操作技术 ································ 96

第一节　器械磨利前的准备 ······························· 96

第二节　器械磨利的基本方法 ····························· 98

第三节　镰形器磨利法 ·································· 101

第四节　通用型匙形器磨利法 ··························· 105

第五节　Gracey 匙形器磨利法 ··························· 108

第六节　锄形器磨利法 ·································· 112

第七节　电动磨利器操作法 ····························· 113

第八节　器械与磨石的保养 ····························· 115

参考文献 ··· 118

第一章

基本技术

第一节 患者和术者的体位调节

牙周治疗时需要医生有良好的身心技术,包括良好的控制和精确的运动。任何一点小小的失误都可能产生严重的后果。我们不能认为牙周治疗是某种雕虫小技,它是在人体内的一种比较复杂的手术。要达到理想的治疗效果,医生必须先把治疗体位调整好,否则很难达到理想的治疗目的。

所谓理想的治疗体位,就是通过本体自身感觉取得治疗时最佳控制位和平衡体位。这种体位也是任何牙科治疗前都应该掌握的位置。平衡体位就是医生采用的最利于治疗而且最少产生疲劳的治疗体位。建立平衡体位后,便可调节患者的体位以及术者在治疗时的位置关系。应该注意的是,在治疗的每个环节患者和术者都应该保持平衡体位,以便能够有效地治疗患者并减少术者疲劳。除非非常必需,患者和术者都不应该在强迫体位下做治疗处理。

现代医疗设备的设计非常重视人机工程学(ergonomics)原则。所谓人机工程学的原则就是医疗设备、器械、条件、环境应有利于使用者的安全、舒适和高效。医生座椅高度要合适,要保持医生下肢和脚部的血液循环畅通。靠背贴近而不要紧贴后背,这样使脊柱放松,上肢和躯干自然挺直。诊疗时医生座椅要随时调节,使用前要先调节好座椅。这就像汽车司机一样,每个人开车前都会按照自己舒服的位置调节座椅和倒车镜等,适合别人的不一定适合自己,所以每一位医生治疗前也应该随时调节医生座椅的高低和靠背的前后等,要使自己感到最舒服才行。

(1) 医生正确的体位要求(图1-1):头部中心放松,两肩上臂自然放松下垂,前臂前后向自然放松,与手掌在一直线上,手腕平直无掌曲、背曲,手部向心位,手指自然弯曲,食指近中心平面,背部挺直,臀部重心平稳分布,腿部自然分开,膝关节自然放松,脚底平稳落地。

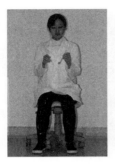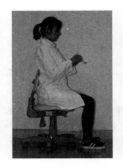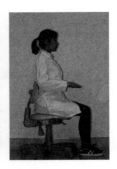

图1-1 医生正确的体位要求

医生座椅调节的基本原则是:滚轮稳定,滑动顺畅,高度以医生坐位时大腿与地面平行为准。根据医生身高不同,一般在35~50 cm。座椅的椅面最好是布质,透气性好;椅面前缘呈圆弧形;椅面轻巧,易于移动;前后径40 cm左右,医生落座后,椅面的前端不能抵到腘窝。座椅的靠背轻轻抵到术者的腰部(图1-2)。靠背与椅面呈85°~100°。错误体位如图1-3所示。

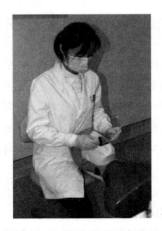

图1-2 正确的椅面高度

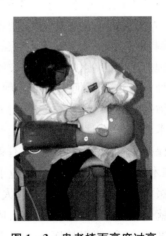

图1-3 患者椅面高度过高

注:患者体位太高。注意这位临床医师要抬高她的肘部处于紧张的位置才能达到口腔治疗区域。

(2)患者位置要求:平衡体位是建立在患者取平卧位的设计的。患者的头顶要和牙科椅的头靠上缘基本平齐。一般来说患者在这个位置卧位也最舒适。牙科椅的高度以患者口腔大约和术者心脏平齐为宜,这样,术者也正好能取得平衡位。治疗时,患者脚部可高于鼻尖水平。这样能保持血流流向头部。治疗上颌牙时,椅背与地面平行。治疗下颌牙时,椅背应该轻微上抬。同时患者的头顶应该与头靠的上边缘平齐(图1-4)。

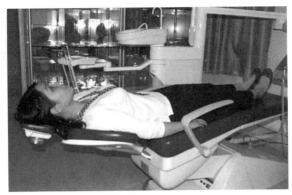

图1-4　患者位置

注:手臂贴近体侧。患者口腔应低于术者肘部

(3)器械位置要求:器械放置问题主要从保持平衡体位考虑的。有些医生随意放置手术器械,不仅治疗中动作混乱,而且也容易损伤器械,特别是各种刮治器械,不断地碰撞刃口,导致器械变钝。

治疗下颌牙齿时,照明灯应直接置于患者头的上方。一般来说灯应尽可能远离患者头部,这样灯光能直射入患者口腔内。而牙科椅的器械工作台位置尽可能地低,这样医师可以方便看到上面的器械。器械必须放置在容易获得的位置。治疗上颌牙齿时照明灯放置于患者胸部位置上方。灯光斜向照射到患者口腔内。灯尽量远离患者的脸部(图1-5、图1-6)。

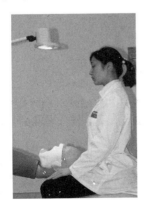

图1-5　照明灯位置
(治疗下颌牙齿时)

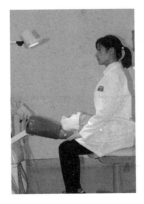

图1-6　照明灯位置
(治疗上颌牙齿时)

➡️ **操作方法**

8 点位(患者前方)(图 1-7)

1. **躯干位置** 面对患者坐着,髋部靠近患者的上臂。

2. **小腿位置** 大腿靠着患者椅位旁。

3. **手臂位置** 抬高手臂,轻微伸向患者那边,达到口腔治疗区域。抬高右下臂越过患者的胸部。**注意**:不要将手臂放置在患者的头部或者胸部。

4. **手的位置** 将左手的一侧放置在患者的右颊及上唇。右手的指尖放在患者左上前牙区。

5. **视线** 往前直视至患者的口腔。

注意:8 点钟体位很难保持中性体位,所以少用这种体位。

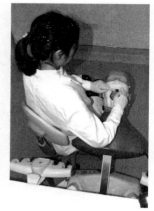

图 1-7 8 点位操作

9 点位(患者右侧)(图 1-8,1-9)

1. **躯干位置** 面对患者头侧面坐着。躯干中线正对着患者口腔。

2. **小腿位置** 有两种小腿的位置都可以接受:①两腿叉开坐;②放置患者椅位靠枕的下面。两腿叉开坐最能达到中性体位,但是如果感觉叉开坐不舒服,可以选择辗转体位。

3. **手臂位置** 抬高右手臂的下半部接近患者肩膀的高度。抬高左手及手腕越过患者右眼区域。

4. **手的位置** 左手放置患者右颊区。右手指尖放置右下颌后牙前磨牙区。

5. **视线** 直下进入患者口腔。

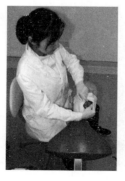

图 1-8 9 点位操作(1)

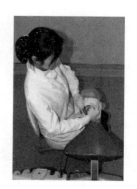

图 1-9 9 点位操作(2)

10～11 点位（靠近头枕角）（图 1-10）

1. 躯干位置　坐在靠近头枕右上角位置；躯干的中线正好对着病人头部的颞区。

2. 小腿位置　小腿在头枕角区叉开坐。

3. 手臂位置　抬高右手直接越过患者嘴角，到达治疗区域。抬高左手及手腕置于患者的鼻子和前额的上方。

4. 手的位置　左手置于患者的左颊区，右手指尖置于右下后牙前磨牙区。

5. 视线　向下直视进入患者口腔。

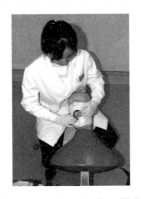 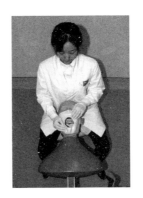

图 1-10　10～11 点位操作　　　　图 1-11　12 点位操作

12 点位（患者头位）（图 1-11）

1. 躯干体位　坐在患者头部的后方；可以坐在头枕右角到头枕后方的任意一个位置。

2. 小腿位置　小腿在头枕后区叉开坐。

3. 手臂位置　抬高手和手腕置于患者耳朵和脸颊的上方。

4. 手的位置　左手的指尖放置于患者的左上颌前牙区。右手指尖放置于患者的右下颌前牙区。

5. 视线　向下直视进入患者口腔。

表 1-1　体位小结

治疗区域	术者位	病人头位	
下前牙近术者区	8～9 点	轻微对向自己	下巴→颏部向下
上前牙近术者区	8～9 点	轻微对向自己	下巴→颏部向上
下前牙远术者区	12 点	轻微远离自己	下巴→颏部向下
上前牙远术者区	12 点	轻微远离自己	下巴→颏部向上

续表

治疗区域	术者位	病人头位	
下后牙近术者区	9点	轻微对向自己	颏部向下
上后牙近术者区	9点	轻微对向自己	颏部向上
下后牙远术者区	10～11点	对向自己	颏部向下
上后牙远术者区	10～11点	对向自己	颏部向上

第二节　口镜及临床操作

口镜由三部分组成:口镜柄、干和口镜头(工作端)。口镜头大小也有各种规格,从 5/8 in 到 2 in(1.587 5～5.08 cm)直径不等,一般来说小号口镜操作比较方便。口镜柄也有不同型号选用,也要根据临床不同要求搭配。口镜干的角度还可以根据操作需要进行调节,一般镜面和干的角度以 45°为宜(图 1-12～图 1-15)。

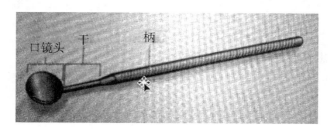

图 1-12　口镜的组成

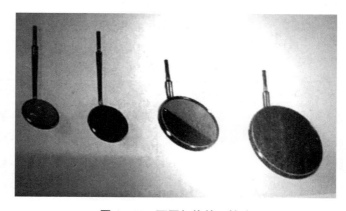

图 1-13　不同规格的口镜头

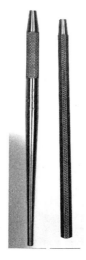

图 1－14 常用的口镜柄

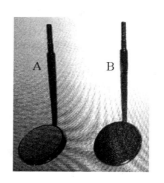

图 1－15 不同的口镜子角度

一、类型

常用的口镜有：平面镜、凹面镜和凸面镜。口镜的工作端是具有反射功能的镜面，可以看到不能直接获得的视野（表 1－2）。

表 1－2 镜面的类型

类 型	特 点
平面式	反射面在玻璃的前表面
	可产生清晰的镜面图像
	由于镜像清晰,是最常用的
	反射表面易于划伤
凹面镜	反射面在透镜的前面
	产生一个放大的图像
	不推荐使用(图像会被放大、扭曲)
凸面镜	反射面在透镜的背面
	可产生两个影像(重影)
	不推荐(重影)

二、口镜的使用

用拇指和食指的指腹握持口镜,中指指腹侧面抵住柄的下端。柄的上部根据需要可放在食指到虎口处。有利于保持平衡体位,口镜尽量离开观察牙面。特别是做上颌牙操作时,如果口镜太靠近上颌牙面,术者就必然会弯腰屈背去看口镜。这就背离了做间接视野的本意了。

口镜有四种用途:①获得间接视野;②牵拉软组织;③间接照明;④透照。

临床使用口镜时有时利用其一个作用,但多数情况下是同时采用其多个功能。比如,同时做牵拉组织并作为间接视野操作,也可以做间接视野操作时同时作为反光照明。所有牙周治疗时都必须使用口镜。在正确的体位调节下使用口镜可以有效地改善操作视野,提高工作效率并有利于控制器械运动。

三、操作技术

1. 间接视野　口镜用左手以改良执笔式握持。观察右上颌中切牙腭面。注意从口镜中观察(图1-16)。

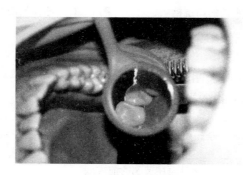

图1-16　间接视野

2. 牵拉(1)　用口镜将舌体向后牵拉,观察下颌前磨牙舌侧面(图1-17)。

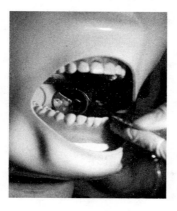

图1-17　牵拉(1)

3. 牵拉(2) 用食指牵拉下唇,观察下颌前牙唇面。这个位置用口镜牵拉不合适,常会导致口镜头压迫牙龈产生疼痛(图1-18)。

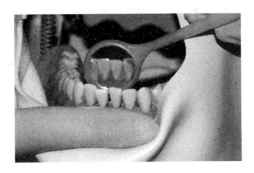

图1-18 牵拉(2)

4. 牵拉(3) 用口镜牵拉左颊,通过口镜观察左上颌磨牙颊面,同时使用间接视野法。

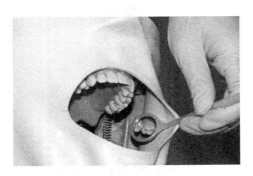

图1-19 牵拉(3)

5. 反光 用口镜反射光源,观察左上颌磨牙腭侧面。

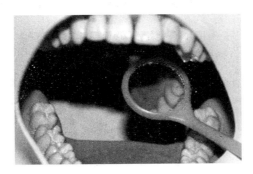

图1-20 反光

6. 透照　用口镜从舌侧反射光,从下颌前牙唇侧观察。

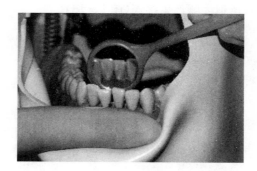

图 1‐21　透照

7. 不用口镜则在强迫体位下操作。

8. 使用口镜在间接视野下操作便可保持平衡体位(图 1‐22)。

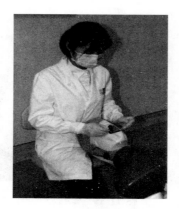

图 1‐22　间接视野下操作

9. 使用口镜推开舌体作下颌后牙舌侧牙周探诊(图 1‐23)。

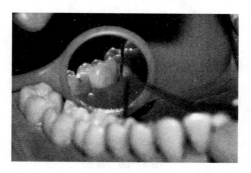

图 1‐23　下颌后牙舌侧牙周探诊

第三节 探针及临床操作

牙科探针是牙科临床最常用的器械之一,也是牙周检查必备工具。牙科探针又称为尖探针,尖探针能够很容易地探查到牙面和根面的各种信息。当探查根面时,牙面的细小粗糙通过尖探针产生震动,再通过器械柄传导到手上。这样术者就可以通过触觉感受到根面的粗糙或光滑感。牙周探查时术者要注意力集中,否则容易损伤牙周软组织。初学者也应该通过不断的临床实践逐步掌握探查技术。

➡ 用　途

尖探针主要用于检查牙面形态。包括龋损、根面凹、根分叉以及修复体边缘、牙面脱钙区等生理和病理状况。同样,使用尖探针可以检查龈上和龈下的菌斑、牙石。牙周洁治、刮治和根面平整后以及冠修复体完成后都要用尖探针去检查,包括检查修复体是否存在悬突。

➡ 基本设计

根据其主要用途,尖探针的工作端呈线状,断面为圆形,末端尖锐。临床检查时采用末端的1~2 mm和根面接触(图1-24)。各种尖探针工作端的形状各有不同。临床采用的有单端器械也有双端器械。一般双端器械两端的探针不同,这样可以发挥不同的作用(图1-25)。但两端探针的方向相反,以适合使用在各个牙面。

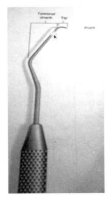

图1-24 尖探针

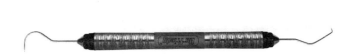

图1-25 双端探针

探针的干根据不同的需要设计成不同的形状,有直的,也有弧形的。纤细的干即使探针易于在各个牙面操作,同样也起到更敏感地传递工作尖细微震动、加强术者感觉的作用。

探针的柄一般都要求比较轻,表面有花纹。这样使器械容易握持,探查时也比较敏感。

➡ 探针类型

临床使用的尖探针的类别很多(图1-26)。如 Shepherd 大弯探针(23号探针),猪尾探针或称牛角探针(3CH 探针),Orban 探针(17号探针),3D 探针,ODU 11/12探针(又称为 Gracey 探针)。

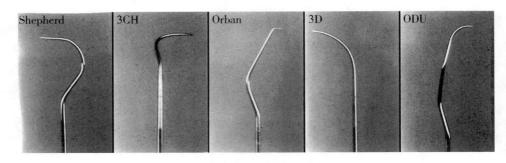

图1-26 临床各类尖探针

1. Sepherd 大弯探针　临床使用的23号探针一般为双端器械,另一端为17号探针。23号探针主要用于检查龋、修复体龈缘和窝沟点隙。这种探针弯度较大,所以又称为大弯探针。其干比其他探针粗壮些,以利于检查各种龋损,但检查牙石则敏感性稍差。所以用于检查牙面细小的粗糙感比较差,检查龈下、邻面区以及根分叉区都比较困难。

2. 3CH 探针　这种探针的形状比较特殊,又称为猪尾探针或牛角探针。双端镜像对称的探针可以用于口腔内所有牙面。3CH 探针为小弯探针,干也比较细,适用于检查牙石。但由于干比较短,所以一般用于儿童或浅牙周袋,也可以用于检查根分叉区牙石、邻面龋或颈部龋以及修复体的邻面外形。但因为形状是短弯形的,比较难以形成垂直方向的探查力,所以检查颌面龋反而不合适。

3. 17号探针　这种探针特别适合于检查邻面牙周袋以及深牙周袋。其下干直长纤细,工作端为2 mm 的细尖,可插入窄而深的牙周袋,而且由于工作端和下干为直角相交,牙周探查时工作端的背向上皮附着,不易损伤软组织。但临床使用时还是应该特别小心贴合牙面,特别是在牙面线角位置和根面凹的部位,容易损伤组织。17号探针可用于所有前后牙。

4. 3D探针　这种探针的优点和17号探针相似。工作端为细长的弧形探针，比较适合于检查深牙周袋和根分叉区。其工作端末端尖细，触觉敏感，能发现细小的龈下牙石。同时其也可用于龋病探查。一般单个3D探针即可用于所有牙齿。

5. Gracey探针　这种探针的干设计与Gracey 11/12号匙形器相似。因其由Old Dominion大学所设计制作，故又称为ODU 11/12探针。一般为双端成对设计探针。它集中了3CH端小弯探针和3A细长探针的优点。Gracey 11/12号匙形器用于后牙近中面，ODU 11/12探针实际上也主要用于后牙近中面探查。但也适用于其他牙面。

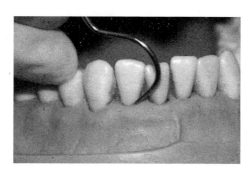

图 1-27　Gracey探针

➡ 检　查

探查牙面时，探针主要是要发现牙石的边缘、粗糙面或黏附片。虽然这些都是牙石，但在临床检查时感觉却不完全一致。每一位医生都要通过不断的临床训练逐步掌握和区别这些不同的感觉。同样，修复体悬突、边缘裂隙或龋损等也都需要一定的临床技术训练。

临床医生发现和探及细小牙石的能力受许多因素的影响。开始时常难以发现探针在牙面的细小颤动，或者滑过牙石表面。术者握持器械太紧也影响触觉的敏感。器械握持时要采用改良执笔式，如果中指和器械干贴合不好也会影响触觉的敏感，所以要求探查时握持探针手指要放松，中指指腹贴紧器械干。但不管如何，反复练习比什么都重要。只有不断地临床体验才能掌握细微触觉，其他均代替不了。

➡ 方　法

1. 器械握持和支点　改良执笔式握持器械，手指放松。邻牙作支点。

2. 选择正确的工作端　3CH探针有弯弧，要选择干贴合牙颈、下干和牙面基本平行的工作端。

3. 贴合　牙周检查时,探针尖端应始终和牙面接触(图1-28)。探针尖斜指向上皮附着。一般后牙检查时首先使探针尖向远中,前牙探查时先从最远点进入。探针尖稍微倾斜指向探查牙面。

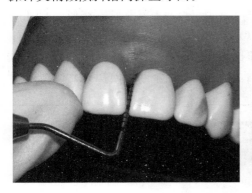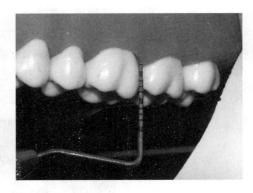

图1-28　探针尖端应始终和平面接触

4. 插入　后牙探查时从远中颊或远中舌线角处将探针插入龈沟。前牙探查时探针插入点应选择在牙齿离术者最远点(图1-29、图1-30)。探针与牙面贴紧,呈0°插入。然后稍做外倾,不超过40°交角。而器械下干要和牙面平行。操作时,支点要稳定,而用拇指转动器械柄来调整工作角度(图1-31)。

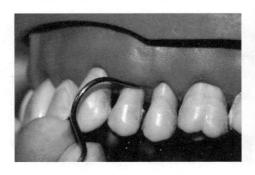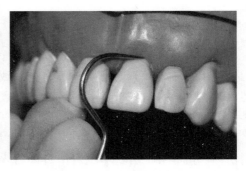

图1-29　后牙区牙周探查　　　**图1-30　前牙区牙周探查**

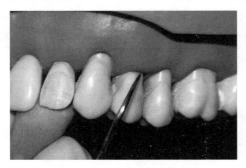

图1-31　转动器械柄调整工作角度

5. 探查路径从远中点向近中点。后牙探查时,探针尖指向近中,前牙探查时探针尖指向术者方向(图 1-32)。逐步探查颊舌侧面,转向近中面。然后退出探针,再检查另一个牙。

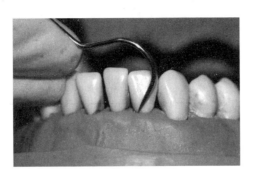

图 1-32 探查时探针尖方向

6. 探查 探查运动一般采用 1~2 mm 长路径探查动作。用踏点式动作进入邻面区接触点下方。邻面区探查时从颊侧和舌侧分别交叉探查超过中线区,不遗漏龈谷区。

尖探针探查时采用斜向或垂直向运动,但只要操作适当,垂直向、斜向或水平向运动均可,**注意**:不要损伤软组织。

7. 牙体探查 尖探针常用于龋病探查。将探针尖垂直指向牙面探查𬌗面、颊舌面的窝沟点隙(图 1-33)。牙体探查时握持要稍紧些,稍用力看探针是否可探入牙体组织。龋损形成后,牙体组织软化,探针便可以探入病损部位(图 1-34)。

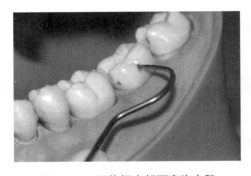

图 1-33 牙体探查颊面窝沟点隙

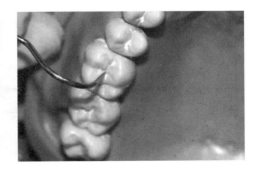

图 1-34 牙体探查𬌗面窝沟点隙

3CH 探针

3CH 探针为弧形干,双端器械为镜像对称。使用 3CH 探针前,使探针柄与地面平行,一端向着自己。使指向外的探针尖向上,可见两个探针的下干的弯曲一端向左,一端向右。弯曲向右的探针即为右侧探针,另一即为左侧探针(图1-35)。

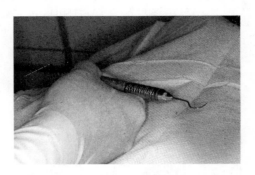

图1-35　3CH探针

第四节　牙周探针及临床操作

牙周探针主要用于检查牙龈和牙周状况。在患者初诊和牙周治疗复诊时都是必需的诊断工具。应该说也只有通过牙周探针检查后才能够制订治疗计划。牙周治疗复查复治阶段更必须采用牙周探针,否则就难以准确地评价牙周病的进展情况。因此,牙周探针是牙周检查的必需工具(图1-36)。

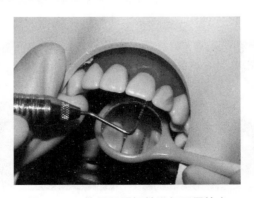

图1-36　使用牙周探针进行牙周检查

➡ **用　途**

1. 测量龈缘到上皮附着的距离,确定是否为牙周病变。健康龈沟深度为0.5~3 mm。如果龈沟内侧上皮形成溃疡,也就是有炎症形成了。这时,龈沟深度加深,这就叫牙周袋。

2. 牙龈组织有炎症时,用牙周探针探查龈沟,则会导致牙龈出血。临床上用出血指数来记录牙龈出血情况。

3. 记录附着龈宽度或牙周附着水平。附着龈宽度是龈沟或牙周袋底到膜龈交界的距离。牙周附着水平是龈沟或牙周袋底到釉牙骨质界(cemento-enamel junction,CEJ)的距离。

4. 检查龈沟或牙周袋的深度、形状。

5. 确定牙龈退缩。即 CEJ 到龈缘的距离。

6. 检查龈下牙石菌斑、根分叉、根面凹以及修复体龈缘。

7. 通过检查牙龈出血、龈下牙石、探诊深度以及组织质地评价牙周组织治疗反应。

8. 口腔病变大小估测。

➡ 探针形状

牙周探针的主要特征在于钝头而且有毫米刻度标记。多数牙周探针的断面为圆形,但也有的为四边形(图 1 - 37)。干和工作端的交角一般近似直角(图 1 - 38)。直干或曲干其目的都在于探及各个牙面(图 1 - 39)。牙周探针细直,容易通过牙齿和牙龈的间隙。

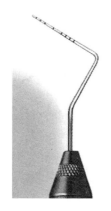 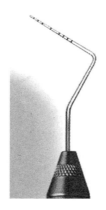 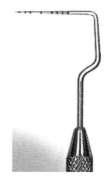

图 1 - 37 牙周探针　　图 1 - 38 直干牙周探针　　图 1 - 39 曲干牙周探针

目前临床上也有多种改进型牙周探针。其中包括 WHO-Maryland 探针。这种探针的末端为 0.5 mm 直径的小球状,更可以保护上皮附着,探查的敏感性也更好(图 1 - 40)。

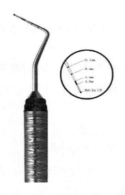

图 1‑40　WHO-Maryland 探针

　　牙周探针的刻度有单纯刻度或用不同颜色标示。各种探针的刻度也会不同。比如 Williams 探针的刻度为 1-2-3-5-7-8-9-10 mm，Marquis 探针的刻度为 3-6-8-11 mm，UNC15 探针的刻度为 1-2-3-4-5-6-7-8-9-10-11-12-13-14-15 mm，而 Hu-Friedy 探针的刻度为 3-6-9-12 mm(图 1‑41)。使用前要先确认探针刻度。

1-2-3-5-7-8-9-10 mm　3-6-8-11 mm　　1-2-3-4-5-6-7-8-9-10-　　3-6-9-12 mm
　　　　　　　　　　　　　　　　　　11-12-13-14-15 mm

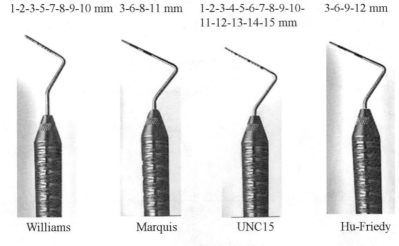

Williams　　　　　Marquis　　　　　UNC15　　　　　Hu-Friedy

图 1‑41　各类探针刻度

➡ **类　型**

　　牙周探针除了刻度探针外还有一种 Nabers 根分叉探针。根分叉探针主要用于探查多根牙的根分叉损害。其工作端为弯曲状,末端为钝头(图 1‑42)。大多数根分叉探针没有刻度。根分叉损害的分度即是通过探针探入根分叉的深度确定(图 1‑43)。

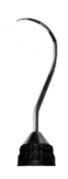

图1-42　根分叉探针

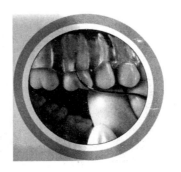

图1-43　根分叉损害分度

➡ 操作技术

1. 器械握持和支点　用改良执笔式握持探针。邻牙作支点。握力不宜太重，否则影响探查的敏感性。探查的力量要适宜，过大的探查力量会损伤上皮附着，患者锐痛（图1-44）。

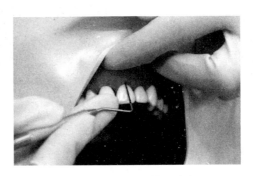

图1-44　器械握持和支点

2. 插入　将探针轻轻插入龈沟。当探针探到龈沟或牙周袋底时，可感到上皮附着的抵抗力（图1-45）。在健康牙龈，探针止于结合上皮位置，而炎症时，探针则极易突破结合上皮进入结缔组织。

一般来说后牙检查时应该从远中舌或远中颊线角插入探针。前牙区则从最远离术者的线角插入，即从左向右踏点式探查（图1-46）。

3. 调节　探查过程中，要保持牙周探针与牙面接触。通过拇指捻动器械柄调节探针和牙面的贴合关系。探针要与牙齿的颊舌面平行（图1-47）。探查力宜轻。运动幅度1～2 mm。工作端不超出龈沟或牙周袋。

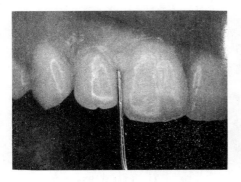

图 1-45　插入

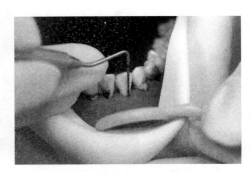

图 1-46　前牙区探针插入点

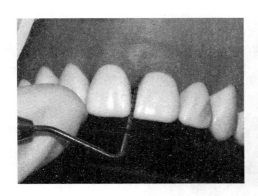

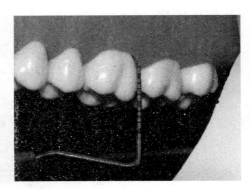

图 1-47　保持探针与牙面平行

　　探查牙齿的远中邻面时,要注意探查到接触点下方即龈谷区。先自线角开始平行探查到接触点,然后使探针稍微倾斜探及接触点下方。过度倾斜将影响探查的准确性(图 1-48)。

　　远中探查后,探针向近中移动。在向近中探查时要从线角处插入,向近中运动,然后探查近中区,包括近中龈谷区。

　　4. 探查动作　探查动作是探针在龈沟或牙周袋内踏点式动作。踏点的进度 1 mm 左右,这样才能全面地探查整个牙齿情况。牙齿的上皮附着水平可能是不一致的,因此如果踏点的幅度太大,就可能漏掉某些位置的检查。

　　5. 牙周探查记录　在牙周记录表上,每牙分成 6 个部位记录牙周探诊深度。每个部位记录探查的最深点(图 1-49)。所以全面探查非常重要。

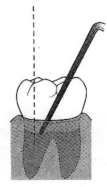

图 1-48　牙齿邻面的探查

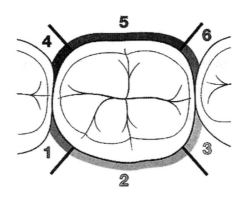

图 1-49　牙周探查记录

　　最常见的错误是探针的角度不当,越过龈谷区探查,以及探查在龈下牙石上误读为袋底。

➡ 根分叉探针的使用

　　根分叉探针是一种双端镜像探针。因此每支探针两个工作端,可用于后牙。使用时首先确定正确的工作端,即可以水平进入根分叉区的工作端,且干末端和牙面平行(图 1-50)。根据工作端能够进入根分叉的深度确定根分叉的临床分度(图1-51)。

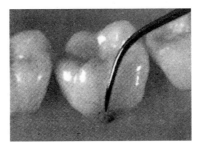

图 1-50　根分叉探针

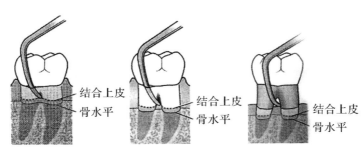

结合上皮　骨水平　　结合上皮　骨水平　　结合上皮　骨水平

图 1-51　不同程度的根分叉病变

1. 牙龈退缩　牙龈退缩是龈缘自釉牙骨质界(CEJ)向根向迁移的距离。随着牙龈退缩,根面暴露。龈缘到釉牙骨质界的距离(以"mm"计)则为牙龈退缩量。图1-52为测量牙龈退缩量的方法。

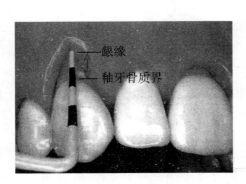

龈缘

釉牙骨质界

图1-52　测量牙龈退缩量

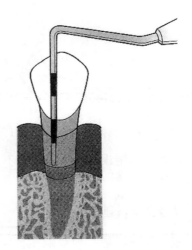

图1-53　余留附着水平量

2. 附着水平　附着水平是指牙齿上余留的附着龈量。临床附着水平是指CEJ到膜龈交界的距离(图1-53)和CEJ到袋底的距离。二者差即为余留附着量。

3. 牙龈出血　评价牙龈炎症、出血和口腔卫生可采用各种牙龈出血指数方法。Lenox和Kopczyk的出血点指数(bleeding points index)是常用的测评牙龈炎症出血的方法。方法是用牙周探针在龈沟内水平移动,连续探查一个象限(如:入左上牙区)后30秒,观察记录出现龈沟出血的部位。牙龈出血指数(gingival bleeding index,GBI)为Ainamo和Bay提出的方法,用牙周探针轻轻探查龈沟,观察10秒,记录是否出现牙龈出血。常用来评价临床菌斑控制的效果。患者的指数即为出血位点占所有检查牙位点的百分比。Loe和Silness提出的牙龈指数(gingival index,GI)是通过测评牙龈表现和出血来确定牙龈炎症的程度,可单独用于一组牙也可用于全口牙测评。检查时先用牙龈探针轻探牙龈质地,然后再插入龈沟并贴于软组织壁水平移动,观察是否出现牙龈出血。根据牙龈表现和是否出血确定为0到3。

4. 口内病损 牙周探针还可用来测量口内黏膜病损,比如病损的长、宽、高、直径、深度等等(图1-54)。

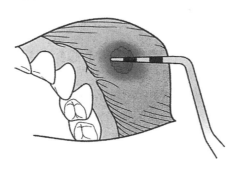

图1-54 牙周探针检查口内病损

第五节 器械握持技术

在牙周基础治疗时,口镜、牙周探针、尖探针以及洁治器与刮治器的握持方法虽有细微的差别,但基本的握持方法都是一样的,即提倡用改良执笔式。在牙周袋及牙石探查时,用改良执笔式握持牙周探针或尖探针,有时不慎滑动也还能应付检查,但是,在做基础治疗时器械的滑动是绝对不能允许的,因此,就需要更为稳固地握持器械。

理想的器械握持技术必须达到以下要求:增加指尖的细微触觉;有利于灵活的操纵器械运动;减少牙体牙周组织损伤的可能;减轻术者手指、手掌及前臂肌肉的疲劳。

临床上器械握持方法有三种(图1-55):

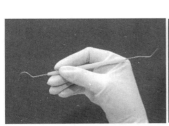

A. 执笔式

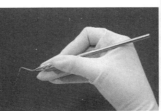

B. 改良执笔式

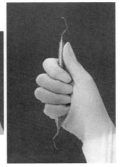

C. 掌拇式

图1-55 器械握持的三种方式

1. 执笔式 执笔式是用拇指的指尖、食指的指尖和中指的指侧缘控制器械。执笔式握持器械手指所产生的力的方向与写字时所需要的力的方向完全不同,作牙周基础治疗时,器械必然会在手指间转动,稳定性不够,因而不利于操作。

2. 改良执笔式 改良执笔式同样是用拇指、食指、中指握持器械,但用中指指腹而不是指侧缘抵住器械的干,食指的第二指关节弯曲,置于中指同侧上方的器械柄部,拇指指腹置于中指与食指连线的对侧。事实上,执笔式是一种二指握持方法,它是用拇指、食指和中指的第一指关节来控制器械,中指的第一指关节(侧缘部)即相当于器械转动的支点;而改良执笔式是一种三指握持方法,它是将中指指腹置于器械干的部位,而将食指放于中指同侧的上方,并且将拇指指腹抵于中指与食指连线的对侧,形成三角形,当手指用力时器械不会转动,增加了稳定性(图1-56)。

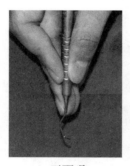 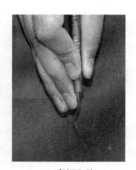

A. 正面观 B. 侧面观

图 1-56 改良执笔式

改良执笔式的关键是将中指的指腹置于器械干的部位,从而有效阻止了器械沿中指指侧转动的可能。同时,由于中指和食指置于拇指的对侧,因而通过拇指的细微用力便可精确地调整器械柄的旋转,这样使器械的工作端如匙形器的刀叶最大限度地贴合于牙体外形。此外,由于将中指指腹置于器械干的部位,牙面上很小的一点结构异常,通过器械的工作端传导,都可以被触觉十分敏感的中指指腹感受到,因而改良执笔式也有利于细微触觉。

3. 掌拇式 用食指、中指、无名指及小指掌侧弯曲挟持器械的柄部,拇指不接触器械而作支点用。掌拇式握持器械作治疗敏感性较差,而且也影响操作的灵活性。所以,在作器械治疗时不能用这种方法握持器械。唯一例外的是用凿形器以推力去除龈上大块牙石时,可以谨慎使用。掌拇式主要用于握持器械作器械琢磨,这种握持法的优点在于非常稳固牢靠。

第六节 支点技术

各种牙科器械在口内的稳定是通过支点技术实现的。在牙科操作,特别是牙周器械治疗操作中,手、腕、前臂是一个整体,其运动中心就是稳定点。支点稳定,器械运动时才稳定,才能被控制在理想的范围内,也才能有把握地使用刮治力。同时,支点稳定也给患者信心,让患者有安全感(图1-57)。

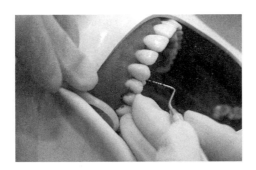

图1-57 支点稳定

➡ 操 作

将中指或中指连同无名指放置在牙面上。需要强调的是,指支点仅将指尖接触牙面(图1-58)。接触点小才能增加支点稳定,否则手指易于滑动导致损伤。同时,指尖接触也使腕前臂力能够集中在支点上,刮治力也才能发挥到最大。

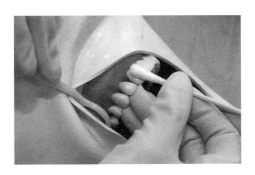

图1-58 指尖接触牙面

口镜和其他牙周器械应用改良指笔式握持。治疗上颌牙时多数采用掌心向上的方法,治疗下颌牙时,主要采用掌心向下的方法(详见第三章)。

➡ **稳定标志**

有效支点就是指支点的位置应尽可能靠近治疗牙,尽量采用同侧同颌。所以,最好的支点就是口内针牙支点。比如,探诊右上颌中切牙时,支点就放置在右上颌侧切牙上(图1-59)。支点在侧切牙的切缘上既稳定又不影响操作。支点稳定操作就稳定。而且,理想的支点也使器械工作端更能贴合治疗牙。否则器械贴合不好又容易损伤牙龈。临床上为了使支点尽量靠近治疗牙,常用中指联合无名指作为复合支点。这样可以使支点更稳固。单独用无名指作支点也可以,但总的来说无名指离治疗牙远,稳定性也就稍差些。

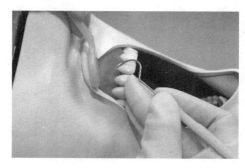

图1-59 有效支点

支点是器械运动的稳定点,也是腕前臂运动的支持点。因此,支点部位的稳定十分重要。理想的支点最好放在切缘和颌面。如果切缘或颌面不行则可放在外展隙位置(图1-60)。一般说来,支点要放在硬组织位置而不能置于软组织上,比如颊、上下唇和牙龈上都不合适作支点。但是,一般来说真正理想的支点很少,因为口腔本身很小,视野有限,而且往往还有牙齿错位或缺失。支点位置很难选择好。

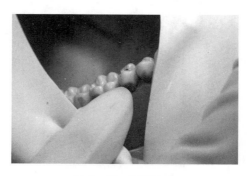

图1-60 理想支点

支点的力度直接跟需要的压力成正比。如果是去除牙石,需要的力度大,在支点上的支持力也就大。但如果探查一下牙面的残留牙石,那需要的力量就比较小,支点的支持力也就比较小。压力小则探查时的敏感性上升,更易于感觉到牙面的粗糙面和牙面沉积物。同样,长时间使用重压力,也导致术者易于疲劳。手指疲劳则控制器械的能力就下降,进而容易损伤组织。

其他支点

由于各种因素的影响,常常难以采用邻牙支点,可以选用其他替代支点。尽管支点最好放在切缘、颌面或外展隙部位,但还是可以使用其他一些替代支点。比如对侧支点、对颌支点、口外支点、辅助支点和增强支点。无论如何,使器械尽可能贴合都是非常重要的。对侧支点和对颌支点是在难以获得常规支点时常采用的方法。

1. 对侧支点　简单地说就是把支点放在治疗牙的同一牙弓的对侧牙面上(图1-61)。做对侧支点的缺点是常常会手指分开,这会影响支点的稳定性。

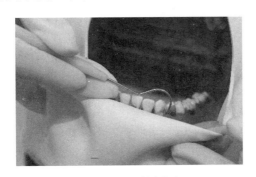

图 1-61　对侧支点

2. 对颌支点　就是将支点放在对颌牙弓,上颌牙治疗时支点放在下颌牙面上等等(图1-62),缺点也在于其支持力比较弱。

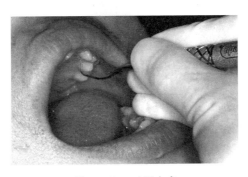

图 1-62　对颌支点

3. 口外支点 其支持力比较弱。它主要用于操作范围比较大的情况下。但由于支点在颊部或下颌缘,总的来说,其稳定性稍差些,因为口外支点本身就不是固定的。可用手背或手掌侧缘支持。必须注意的是握持器械的方法即改良执笔式不能变,手指握持器械时,手指和支点手指也不能分开,否则支持力就会被削弱。

4. 替代支点 是指用附加支持面作为支点,比如用纱布卷、棉球或左手食指作为支点(图1-63)。一般来说这种支点位置用于牙缺失或某些特殊位置情况下。或者是患者颊部或唇部肌肉太强厚时,也可以用纱布卷做牵拉唇颊部。采用这种支点时,同样要注意握持器械要用改良执笔式,纱布卷或棉球放在前庭时要注意避开唇颊系带,否则由于系带的活动而使支点不稳定。

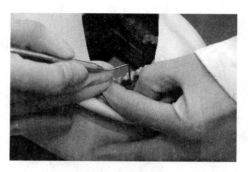

图1-63 替代支点

5. 增强支点 需要直接视野。这是在操作时用左手食指抵在器械干的位置形成增强的侧压力(图1-64),主要用于刮治厚重牙石时。但是由于双手都应用在刮治牙石,也就无法拿口镜,所以只能靠直接视野。这也是该方法受限的原因。

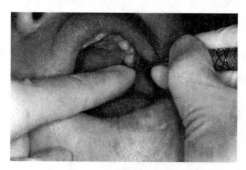

图1-64 增强支点

6. 辅助支点 实际上辅助支点也是一种增强侧压力的支点方法,就是将左手的食指放在支点牙的颌面上,然后将支点放在食指上以加强支点的稳定性(图1-65)。辅助支点也将支点移到工作区之外,并将压力平均分散开。这特别适合于缺牙或支点区牙有松动、或错位牙及切颌缘过锐时。

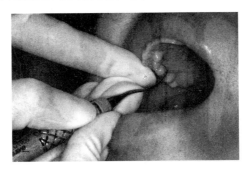

图 1-65 辅助支点

第七节 运动技术

　　牙周器械的所谓活动就是器械运动动作（stroke），即器械进行有目的的无损伤工作的行为。这种活动力从支点起始，通过腕前臂力转轴运动产生器械的水平和垂直向运动。这种运动又通过器械连动，从而产生器械工作。支点的垂直运动就是降腕运动，而水平运动则是转腕运动。但是不管是降腕运动还是转腕运动，要注意的是手腕是不离开工作平面的，过度屈伸手腕的动作都是不妥的（图 1-66、图 1-67）。牙周器械治疗时器械运动的方向、类型、长度都非常重要。这也更利于理解器械是如何工作以及工作面位置。这样也能更好地提高工作效率。

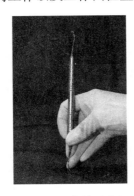

图 1-66 支点的垂直运动

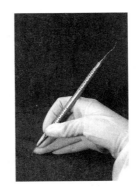

图 1-67 支点的转腕运动

➡ 运动特征

  器械运动包括推动和拉动以及推拉连动动作。拉动动作就是运动方向朝向术者方向,而推动动作就是运动方向背离术者方向(图1-68)。从器械运动在切缘或颌面方向来说,一般来说,清除牙石的动作都是从龈沟和牙面用拉动动作,而推动动作由于是向根尖方向,要将器械仔细放入龈沟内,动作一定要轻。实际上,医生也经常采用推拉连动动作。探诊实际上也常用连动动作。踏点式牙周探诊也是最常见的连动式动作。就是用牙周探针围绕牙齿各面连续探诊了解牙齿各面的情况。动作宜轻、动作稳定而又要完全覆盖牙面每个点。

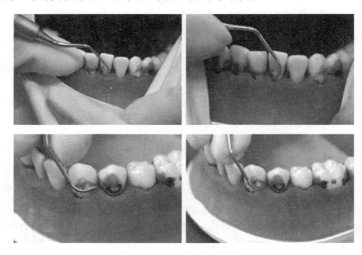

图1-68 器械运动

➡ 运动方向

  器械运动方向包括垂直方向、水平方向、斜向和环形。临床上根据实际需要和牙齿的位置和牙面要求选择不同的运动方法。垂直运动是运动径路和牙齿长轴平行的动作(图1-69)。水平运动是运动径路和牙齿长轴垂直的动作。水平运动也是环行运动,是围绕牙齿外形的器械运动。斜向运动则是运动方向与牙齿长轴成斜角但不完全平行(图1-70),常用于颊舌面的刮治。环形运动用于木尖或其他抛光器械的抛光动作(图1-71)。

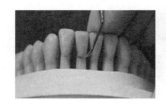 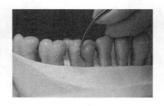 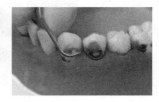

图1-69 垂直方向　　　　图1-70 水平方向　　　　图1-71 斜向和环形方向

➡ 运动类型

牙周器械治疗主要采用两种器械运动动作。一种是探查运动（exploratory stroke）动作，用于检查牙面沉积物或粗糙面，采用较轻的侧压力和支点力，握持器械也要求手指相当放松。这样能够比较敏感地感受到牙面的粗糙感。又称为触觉灵敏性。牙周探查时采用推拉联合运动动作。刮治时也是先将器械轻轻插入龈沟，然后用较轻的力量作探查运动，触及粗糙点后再用所谓清除牙石运动（calculus removal stroke）动作清除牙面沉积物。而清除牙石运动动作又可以分为刮治动作和根面平整动作两种。

➡ 运动幅度

运动动作的最后一个特征就是幅度。根据工作目的、方向和类型不同，运动长度各异，由腕前臂、支点和工作面的生理特征所决定。刮治动作是短促运动，是短幅度、有力的运动方式。而根面平整则是从中等侧压力变为较轻的侧压力动作，运动幅度则较长，以使根面形成光滑的平面。采用这两种运动幅度不仅要考虑到目的不同的因素，还要根据牙龈的情况、牙周损害情况以及器械工作头的大小形状进行调节。

第二章

手工器械操作技术

第一节　镰形器及操作技术

镰形洁治器为龈上洁治器,特别适合于去除大块的龈上牙石,同时也可用于接触点下方的牙石。由于器械工作头粗大,故不适于龈下区。

镰形洁治器工作端断面为三角形,弯形镰形器工作端为弧形,即为二曲刃,角形镰形器工作端为直角形,即为二直线形刀刃。但也有的镰形器工作头的背不是脊而是平面。所有镰形器的工作端面与下干均为 90°直角(图 2-1)。

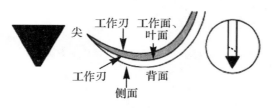

尖　工作刃　工作面、叶面

工作刃　背面　侧面

图 2-1　镰形器示意图

但镰形器包括前牙和后牙器械,后者也称为通用型器械。前后牙器械的主要差异就是干的不同。前牙器械是直干,即器械柄、干和工作端在一个平面上。前牙器械包括单端器械和双端器械。前牙镰形器双端器械一般为不同的设计。比如,一端为 U15 弯镰,另一端为 33 号角镰。也有的两端均为成对的弯镰或角镰,但大小不同,如 H6/H7 号器械。因为前牙镰形器在有些位置使用比较困难,要很用力曲腕才行,所以不宜用前牙器械治疗所有牙齿。后牙器械又称为通用型器械,即既可用于前牙也可用于后牙,但实际上后牙器械使用时也存在相同的问题。

后牙镰形器为成对器械。双端器械即两端为镜像对称的两个工作头。一工作端用于颊侧面,另一端用于舌侧面。理论上一对后牙器械即可用于所有牙齿,但最好还是用于后牙区。

操作方法

1. 选择正确的工作端　大多数双端器械两端各有编号(图2-2),但有的器械双端器械就一个编号。如204S,即标记为左、右工作端。选择正确的工作端的方法是:将器械平握与地面平行,一端指向自己,远端工作端的刀叶面向上,即可看到远端工作头的刀叶面。然后看工作端尖的方向,尖向右侧则为从患者右侧面进入的工作头,反之即为左侧工作头(图2-3)。将器械放置在牙齿的近中面或远中面,器械叶面应与牙齿的颌面或切缘面平行(图2-4)。

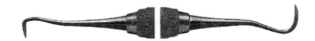

图2-2　双端器械

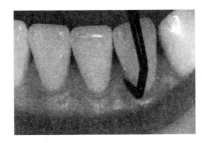

图2-3　镰形器工作头

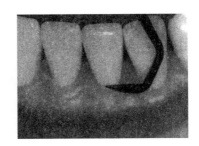

图2-4　镰形器放置

2. 确定正确的工作刃　后牙镰形器有两个内侧刃和两个外侧刃。与器械柄呈锐角的为内侧刃,对侧即是外侧刃(图2-5),分别用于颊侧或舌侧面,近中面或远中面。后牙治疗时,外侧刃用于颊舌侧及近中面(图2-6),同一工作端的内侧刃用于远中面。后牙器械用于前牙时,一般过去我们常把前牙区分为近术者区和远术者区。但采用这个方法很难保持平衡体位,所以使用镰形器时最好以远术者线角作分区。即以远术者线角为界分为远术者区和近术者区(图2-7),用外侧刃治疗颊舌面和近术者邻面区(图2-8、图2-9),用内侧刃治疗远术者邻面区(图2-10、图2-11)。例如,治疗右上颌侧切牙时,用镰形器外侧刃治疗唇侧面和远中面,用内侧刃治疗近中面。

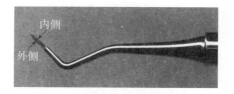

图 2-5　镰形器工作端

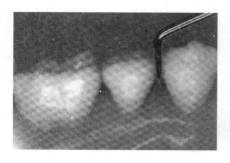

图 2-6　工作端放置示意图

注：选择正确的工作刃，保持器械干与牙齿邻面平行

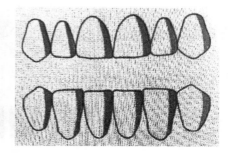

图 2-7　近术者区与远术者区

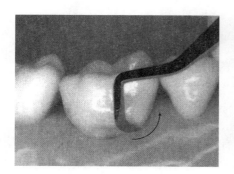

图 2-8　外侧刃治疗颊舌面①

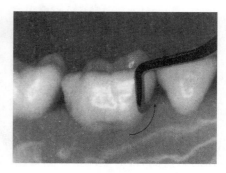

图 2-9　外侧刃治疗颊舌面②

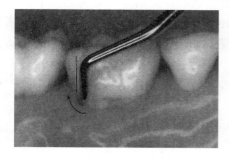

图 2-10　内侧刃治疗远术者邻面区①

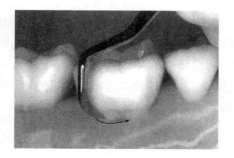

图 2-11　内侧刃治疗远术者邻面区②

3. 刀叶成角技术　工作端刀叶面与牙面成角一般取 45°~90°,使刀叶末端 1/3 贴合牙面(图 2-12)。

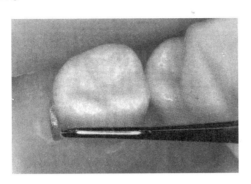

图 2-12　刀叶成角技术

4. 插入　用改良执笔式握持器械,邻牙支点。从后牙远中线角开始,即从最远术者的线角开始。刀叶尖指向器械拟运动方向,插入龈沟。以左下颌侧切牙为例,治疗唇侧面,从远中唇线角处插入器械,如果刮远中面,刀叶的尖则向远中,如果拟刮向近中面,则刀叶将向近中(图 2-13)。

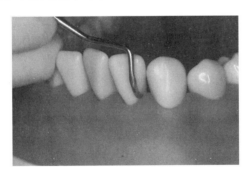

图 2-13　插入器械

5. 刮动　用连续短促洁治动作刮除牙石,侧压力增加,唇舌侧面宜用斜向运动,而邻面区用垂直运动。由于镰形器工作端尖部非常锐利,所以一般不宜用水平运动。

第二节 匙形器及操作技术

龈下刮治和根面平整术最常用的器械是匙形器。总的来说,龈下刮治与根面平整既可用通用型匙形器,也可用面特异型匙形器。其步骤如下:用改良握笔式握持器械,建立稳固的指支点,选择正确的刀刃,轻轻地抵在牙面上,使器械的下干与被刮治的牙面平行。然后将下干贴近牙体方向,叶面几乎贴近牙面。将刀叶插入袋内,直至袋底,旋转叶面,轻轻探查,再略转叶面,应用侧压力,将刀刃抵紧牙面,用连续而又短促的提拉动作,以腕-前臂力刮除牙石。牙石被刮除后,即感到匙形器刀刃上的阻力明显降低,直至仅为粗糙面,而无明显的牙石存在。这时再用轻侧压力、长幅度运动。每一个探查、刮治、根面平整的运动行程面都必须与前一个运动行程面重叠。这样就不会遗漏任何一点牙面。在轴角,发育沟和其他外形特殊的部位,可以用拇指和食指轻轻捻转器械柄,使刀叶与牙面紧密贴合。具体步骤详述如下:

一、刀叶大小的选择

龈下刮治时,选择适当大小的刀叶是决定刮治成败的重要方面。选用器械之前,必须根据临床检查的情况,分析患者龈下牙石和牙龈状态,然后选择最为适用的器械。刀叶粗大可以比较有效地清除大块牙石,但插进袋底则比较困难。当牙龈本身质地比较坚实、袋口比较窄时,插入这种粗大的刀叶就更为困难。在这种情况下,应该选用刀叶比较小而薄,触觉更为敏感的器械。

二、决定正确的工作端

不管是通用型刮治器还是 Gracey 刮治器,使用前都要选择适合拟刮治牙面的工作端。原则是正确的刀叶在刮治时刀刃应与牙面完全贴合。不管是前牙匙形器、还是后牙匙形器,不管是通用型匙形器还是 Gracey 匙形器,其选择原则都是一样的。

决定正确刀叶的方法是将器械的下干放置与拟刮治牙的牙体长轴平行,刀叶的叶面向着拟刮治牙面的方向,叶面可以贴合在牙面上。

三、器械的稳定技术

龈下刮治为袋内操作,更强调器械的稳定技术。除了必须用改良执笔式握持器械外,应在口内以中指和无名指作稳固的指支点。支点应干燥,支持力强,尽量靠近治疗牙。必要时可以在其他部位作辅助支点或作口外支点。

四、器械的运动

1. 运动方向　器械的运动方向主要有三种，即垂直向（又称为垂直运动），斜向（又称为斜向运动）以及水平向（又称为水平向运动）。垂直运动和斜向运动是牙周基础治疗中最常用的两种运动方向。

2. 运动幅度　器械操作时，运动幅度与其目的有关。在探查、刮治与根面平整时，其运动幅度不一样。在深袋内作探查运动，其幅度每次为 2～3 mm。在浅、中袋，则可一次探查运动自袋底到龈缘。但探查的范围应包括袋底到龈缘的整个区域，龈下刮治应该局限于发现有龈下牙石的部位，没有龈下牙石的部位则不应作刮治，仅作根面平整。另外，刮治运动所需力较大，因此，刮治的幅度一般比较小，为 2 mm。不管是探查运动，是刮治运动还是根面平整运动，器械均不可超出龈缘范围。

3. 运动手法　龈下刮治和根面平整是很费力的工作。操作时要注意力的均衡使用。在龈下刮治和根面平整时，主要使用腕前臂力和屈指运动。腕前臂力是手、腕、前臂以指支点为中心的协同作用。手掌、腕、前臂肌肉粗壮，这些强有力的肌群以指支点为中心发挥杠杆作用，效能最高，疲劳最小，是刮治运动中主要采用的运动手法。屈指运动是通过拇指、食指和中指的弯曲来运动器械，在不需要很大的力量时，屈指运动广泛应用于器械运动中，如牙科探针及牙周探针在进行探查时主要运用屈指运动；使用超声工作头进行龈上洁治及根面平整时也主要运用屈指运动；在刮治运动中，屈指运动在某些情况下还是有效的，如根分叉处等限制腕前臂力应用的区域。

（1）腕前臂力：类似于转动门轴（图 2 - 14）。

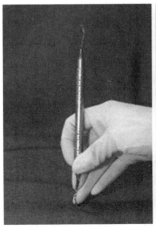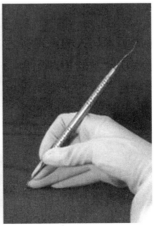

图 2 - 14　腕前臂力的使用

练习：

①以改良握笔式握持铅笔，此时铅笔的笔尖与桌面接触，拇指、中指和食指弯曲并相对放松，而无名指则笔直以支撑整个手掌。

②铅笔的长轴与桌面垂直，手腕悬空，手指与手腕成直线，手臂与桌面平行。

③将手及手腕向远离身体的方向做转动而使笔尖离开桌面，此时无名指应始终以轻压力置于桌面。

④将手及手腕向身体方向转动从而使笔尖重新恢复原位。

（2）屈指运动：所用的力量较小，主要是利用拇指、食指和中指的推拉运动来实现的（图2-15）。**练习：**改良握笔式握持铅笔或探针，通过将拇指、食指及中指向掌心方向转动而使笔尖拉离桌面，无名指始终作为指支点以轻压力置于桌面，然后利用拇指、食指及中指背向掌心方向转动而将笔尖推回原来位置。

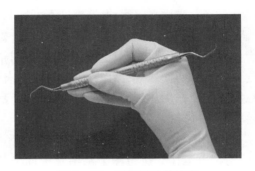

图2-15　屈指运动的使用

4. 掘进式刮治　刮治时并非用整个刀叶去刮整块牙石，而应该将力量集中在刀叶最末端1/3(2～3 mm)的部位，将牙石分块刮除，这样力量最为集中。这种渐进式的刮除牙石的方法又叫做"掘进式刮治"，也即将刀叶末端2～3 mm放在牙石的稍根方，然后用短促的垂直运动或斜向运动将牙石刮断（图2-16）。

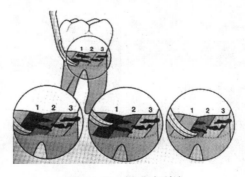

图2-16　掘进式刮治

5. 侧压力 侧压力是由拇、中、食指所产生的，并且由食指作支持控制。侧压力的大小主要根据牙石的情况和治疗目的，侧压力过小难以刮下牙石，甚至会刮光牙石表面，侧压力过大，特别是牙石已经刮下后仍然用很重的侧压力，或者连续用短促的刮治动作，就会造成根面划痕。刮治时可用短促的动作，用重侧压力；一旦牙石刮下后，则要用幅度比较长的运动，使用轻侧压力。

6. 邻面区的刮治 牙周病时，邻面的龈下牙石比颊舌面多，所以邻面的刮治尤为重要。从操作技术上讲，邻面的治疗从器械入口到刀叶的调整都比其他面来得困难。当器械插入牙周袋时，首先必须保证插到袋底，其次就是邻面刮治必须是从颊、舌两个方向伸入器械，因而在每个方向器械治疗的范围都要保证超过 1/2 区，这样，便有一部分为重叠部分，就不会有遗漏了。

7. 镇痛与止血 对于龈下刮治和根面平整术中的出血，一方面可能是由于器械与牙面贴合不好造成的，损伤大则出血多；另一方面，龈下刮治术中也不可避免地要有出血，术者要有思想准备。术中的出血程度与软组织的炎症程度有关，如果软组织炎症比较明显，则术中出血不一定是器械操作的问题，而很可能是袋内壁上皮有溃疡的缘故。

8. 视觉标志 作龈下区器械操作时，由于不可能看到器械的刀叶，因而只能靠器械的柄和干来调整刀叶与牙面的关系。熟练地掌握这种方法对于顺利地进行龈下刮治和根面平整是必不可少的。

第三节 通用型匙形器及操作技术

所谓通用型匙形器就是适用于所有牙面的匙形器(图 2-17)。通用型匙形器的使用原则与通用型镰形器基本一致。匙形器主要用于龈下刮治和根面平整，但也可以用于龈上洁治，特别是牙颈部牙石的去除。

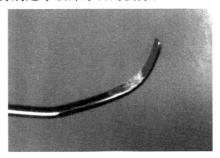

图 2-17 通用型匙形器

匙形器与镰形器均为有刃器械。但由于工作目的不同,所以形态上有所差异。一般来说,匙形器比较纤细,工作端断面为新月形,即叶面为凹面,通用形匙形器的二刀刃连续刀叶的侧面汇合为圆形刀背。二刀刃相互平行,但在工作端末端形成为圆钝的尖端。多数匙形器叶面为凹面,断面为新月形,但也有一些器械其叶面为平面,断面即为半圆形(图2-18)。由于匙形器主要用于根面牙石刮除,所以凹形叶面的匙形器与根面贴合更好。通用型匙形器有前牙和后牙之分。临床使用的器械一般为双端器械,后牙器械双端为镜像对称两工作头,一个工作端用于颊侧,另一个用于舌侧。所有的通用型匙形器叶面均与下干垂直,这也是通用型匙形器的基本外形特点。

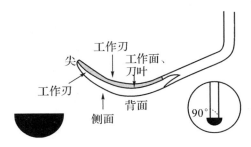

图2-18 匙形器断面

🡒 **使用方法**

1. **选择正确的工作端** 通用型匙形器每个工作端均有特定的编号。双端器械的两工作端为不同的编号。但有些器械,如Goldman-Fox匙形器一支双端器械只有一个编号。区分用于颊舌侧工作端的方法跟镰形器使用时采用的方法一样。按照平置时工作端尖端指向可一目了然。更简单的方法就是术者操作时把器械放在邻面区,叶面要指向𬌗面或切缘,并且与𬌗面或切缘平行(图2-19)。

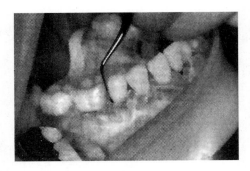

图2-19 选择正确的工作端

2. **选择正确的工作刃** 通用形匙形器有两个刀刃,即内侧刃和外侧刃(图2-20)。内侧刃就是与下干呈锐角的刀刃,其对侧的即为外侧刃。器械工作时,所谓正确的工作刃,是指工作时叶面指向牙面(图2-21)。如工作时叶面指向外面,指向袋壁方向,则工作刃错误(图2-22)。这种情况下,对软组织损伤会比较大。

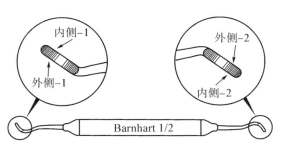

图 2 - 20 匙形器工作刃

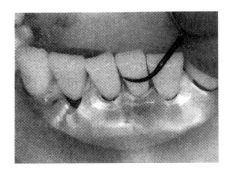

图 2 - 21 正确的工作刃

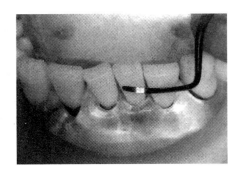

图 2 - 22 工作刃错误

3. 刀叶成角 将刀刃贴合在牙面上,叶面与牙面的工作角度应为 $45°\sim90°$(图 2 - 23)。器械工作端用末端 1/3 贴合牙面(图 2 - 24)。在整个刮治和根面平整过程中应始终保持用末端 1/3 贴合。

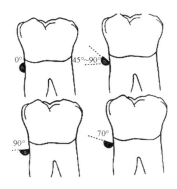

图 2 - 23 工作角度

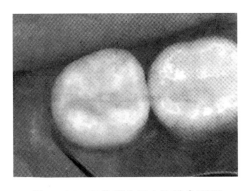

图 2 - 24 工作端末端 1/3 贴合牙面

4. 插入 使用改良执笔式握持器械,邻牙支点。后牙刮治自远中线角处、前牙刮治自远者线角处开始,将刀叶叶面贴近牙面顺牙面插入袋内。刀叶尖指向近中或近术者方向(图 2 - 25)。刀叶放入牙石根方,转动刀叶,作探查运动。再转动刀叶,使叶面与牙面成角 45°～90°。用外侧刃刮治后牙的颊舌面和近中面(图 2-26)及前牙(图 2-27)。用内侧刃刮治后牙的远中面。

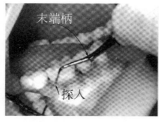
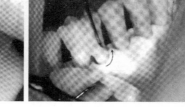
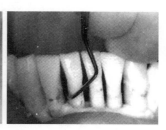

图 2-25　器械探入　　　图 2-26　外侧刃:器械柄与　　图 2-27　内侧刃:器械柄与
　　　　　　　　　　　　　　　　　刮治面平行　　　　　　　　　颌面或切缘平行

5. 刮治　用短促、递加的拉动力去除牙石。遇到阻力时逐步增加侧压力。刮治运动为推拉连续运动,但推动运动主要在于感受牙面沉积物,因此宜轻。器械工作端均应始终不离开牙面。颊舌面刮治均采用斜向运动。而邻面区用垂直方向运动,有时也要使用水平方向运动,特别是在线角位置。牙石刮除后,用相对较轻、幅度较大的运动,作根面平整运动。

第四节　Gracey 匙形器及操作技术

Gracey 刮治器是 20 世纪 30 年代后期由 Clayton H. Gracey 所设计,是一套特殊设计的刮治器。其每个刀叶各适用于口内某个特定的牙面,故又称为面特异性刮治器。又因为每个刀叶只适合口腔一个特定部位牙面,所以全口刮治的话,就不能只用一支器械完成。

➡ 用　途

Gracey 匙形器是非常适用于龈下刮治和根面平整的器械,特别适用于那些器械难以贴合部位的刮治,如根分叉区、根面凹区以及发育沟等部位。只要工作端选择正确,器械贴合便非常容易。

➡ 设　计

标准的 Gracey 匙形器为 14 个工作端。其工作端本身的形状与通用型匙形器一样,背为圆形,末端圆钝,断面均为半圆形或新月形(图 2-28),以保证龈下刮治时减少对软组织的损伤。

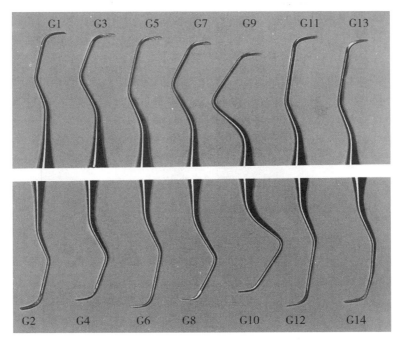

图 2-28　标准 Gracey 匙形器 14 个工作端

　　Gracey 匙形器与通用型器械不同之处在于其工作端仅有一侧刀刃。工作端另一个特点为叶面和器械下干不呈垂直关系，而是呈 60°～70°（图 2-29）。Gracey 匙形器的工作端外翻成角。这样在刮治袋底区等不能直接看到的部位时，不需要特别地调整成角即能够建立正确的工作角度（图 2-30）。

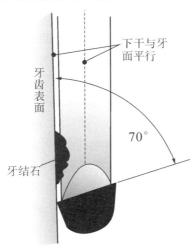

图 2-29　Gracey 刮治器工作端横截面

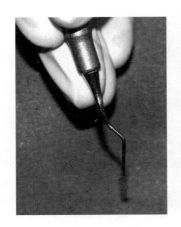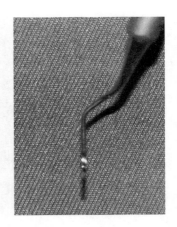

图 2 - 30　Gracey 刮治器工作端

标准的 Gracey 匙形器的干一般设计得比较细,这样一方面工作端跟牙面贴合很好,纤细的干也使器械的精细触觉更敏感。如果牙石较厚,可选用坚固型(rigid)器械。反过来说,坚固型 Gracey 匙形器触觉就迟钝些,所以在牙石细小时使用不是很合适。

Gracey 匙形器根据不同的牙面设计其干有的为直干也有的为曲干。根据器械用于前后牙、颊舌侧或近远中面设计为不同的干。一般 Gracey 匙形器呈镜像对称的双端器械。比如 13/14♯器械用于后牙远中面。比如右上颌后牙远中颊面用 13♯器械,则 14♯用于远中舌面。Gracey 匙形器编号与适用牙面见本章第五节表 2 - 1。整套器械中直干器械为前牙器械,而后牙器械均为不同的曲干器械。11/12♯器械虽然标注为用于后牙近中面,临床上也常用于后牙颊舌侧面。

Gracey 匙形器很重要的特点就是工作端有两个曲度,即工作端尖端向上的曲度和向一侧偏的曲度。向上弯的曲度是所有匙形器的共性,但向一侧偏的曲度是 Gracey 匙形器所特有。这也是 Gracey 匙形器之所以易于进入难治区的原因。

目前临床上又出现两种新型 Gracey 匙形器。一种是所谓加长型(after-five),其下干比普通 Gracey 匙形器下干长 3 mm,因此更适用于大于 5 mm 的深袋区刮治。另一种为细小型(mini-five,也称迷你型),其工作端比普通器械短小,用于袋口狭窄、部位局限的病变区(图 2 - 31)。

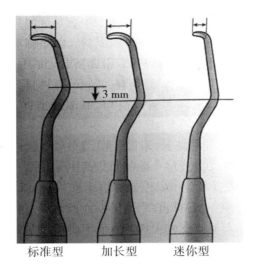

标准型　　　加长型　　　迷你型

图 2 - 31　新型 Gracey 匙形器

➡️ **操作方法**

1. 器械握持和建立支点　使用改良执笔式握持器械,在邻牙作支点。

2. 选择正确的工作端　首先选择正确的工作端,确定正确的刀刃。注意工作刃均为工作端的外侧刃,也是长刃。最简单选择工作端的方法就是将下干与地面垂直,这样便很容易看出长刃或外侧刃(图 2 - 32)。

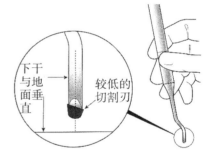

图 2 - 32　Gracey 刮治器工作刃

3. 刀叶调整　将正确的工作端贴紧牙面。下干则与刮治牙面平行(图 2 - 33)。如果下干与刮治牙面垂直,即工作端选择错误(图 2 - 34)。只要工作端选择正确,刀刃即正确。贴紧牙面后,将工作端下 1/3 贴合牙面。后牙自远中颊舌线角处插入,前牙从远术者邻颊舌面角处插入(图 2 - 35)。刮治过程中注意始终保持器械工作端下 1/3 与牙面贴合。

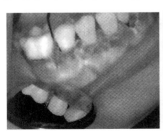

图 2 - 33　工作端选择正确

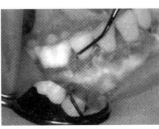

图 2 - 34　工作端选择错误

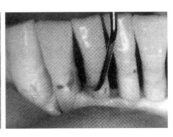

图 2 - 35　前牙区刀叶调整

4. 插入与成角　工作端刀叶叶面与牙面平行插入袋内,即零度插入。刀叶抵达袋底后,转动器械工作端(图 2 - 36),使叶面与牙面成角 45°～90°,刀叶的背面抵向上皮附着。工作角度根据刮治工作要求不同作调整(图 2 - 37)。

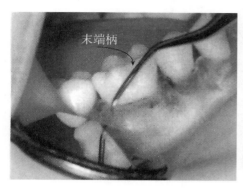
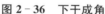

末端柄

图 2 - 36　下干成角

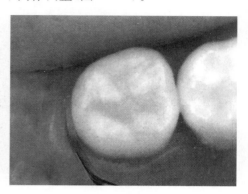

图 2 - 37　检查工作角度

5. 刮动　采用掘进式刮治的方法,1 mm 进入幅度逐步将所有牙面刮净。工作角度及侧压力大小取决于刮动目的。探查时可采用轻推动作,轻侧压力,器械握持也宜放松。一旦感觉有牙石,握持紧器械,并采用重侧压力,用拉动力去除牙石。器械运动方向在邻面区采用垂直向,颊舌面采用斜向,偶尔在线角区也可用水平向运动。

第五节　前牙区刮治操作法

一、通用型刮治器操作法

前牙刮治,可用两种方法:一种方法是逐个牙齿刮治;另一种方法是用一个工作端刮治各个牙齿的同一面,然后换一个工作端刮治另一面。显然,前一种方法比较麻烦,因为需要不断地交换工作端,如果是单端器械,还得不断地变换器械。所以,一般都不采取这种方法。

这里所说的第二种方法,即用一个工作端刮治各牙的同一个面的方法,是临床上常用的方法。所谓各牙的同一面,就是指近术者区和远术者区,即右侧前牙的远中面与左侧前牙的近中面为近术者区,反之为远术者区(图 2 - 38)。

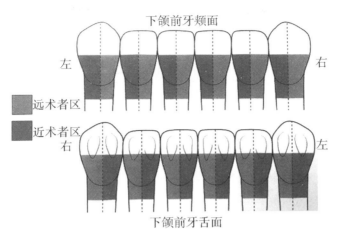

图 2-38　前牙区近术者区与远术者区

以下前牙区为例,使用通用型刮治器刮治前牙区的程序一般是:

1. 刮治近术者区　术者于 8～9 点位,选择前牙刮治器。也有人习惯后牙器械。如果采用后牙刮治器,则需要选择正确的工作端。选择后牙器械刮治前牙选择工作端的方法是,使刮治器颈下段贴近唇面,方向与牙长轴方向一致,如果工作端的叶面指向牙面,则此为正确的工作端,否则,叶面指向外面,则为错误的工作端(图 2-39)。

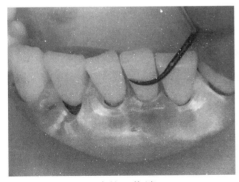
正确的工作端

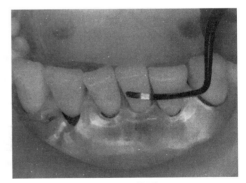
错误的工作端

图 2-39　后牙器械刮治前牙工作端的选择

2. 从左下颌尖牙开始,工作端尖端指向近中。改良执笔式握持器械,在左下颌第一前磨牙的颌面作支点。

3. 从左下颌尖牙中线稍远中插入工作端末端 1/3,贴紧牙面,作垂直运动。绕过轴角区达近中面,使器械柄与近中面平行,建立工作角度,刮治范围达邻面 1/2。

4. 依次刮治各牙唇侧半近术者区,直至右下颌尖牙远中面,支点随之移动(图 2-40)。

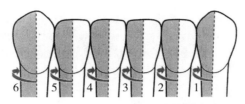

图 2-40 前牙区通用型刮治器刮治顺序

5. 交换工作端,术者移至患者 12 点位。

6. 在右下颌第一前磨牙区作指支点,将匙形器置于右下颌尖牙唇面,刀尖指向近中面。

7. 自右下颌尖牙唇面中线稍远插入刀叶,刮治其唇面及近中面。

8. 依次刮治各牙唇侧远术者区直至左下颌尖牙远中面。

9. 交换工作端,仍移至患者 12 点位。

10. 将刀叶置于右下颌尖牙舌面,刀尖指向近中面。自舌面中线稍远中插入刀叶,刮治舌面及近中面 1/2。

11. 依次刮治各牙舌侧半远术者区,直至左下颌尖牙远中面。

12. 移至患者 8 点位,交换工作端,在左下颌第一前磨牙作指支点,刮治左下颌尖牙舌侧面及近中面。

13. 依次刮治各前牙舌侧半近术者区,不断移动指支点位置,直至右下颌尖牙远中面。

术者位于患者右前位时,刮治下前牙近术者半面,即在刮治时,从唇面中线稍左侧插入刀叶,向右刮治根面的唇面,并绕过轴角达邻面(如箭头所示)。术者位于患者右后位时,刮治下前牙远术者半面,即在刮治时,从中线稍右插入刀叶,向左刮治。刮治上颌前牙区方法亦然。

通用型匙形器刮治上颌中切牙步骤示范:

1. 将器械工作端末端置于就绪区域(图 2-41)。

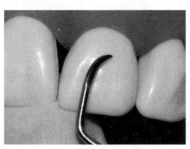

图 2-41 就绪区

2. 轻轻下滑,将器械工作端伸入牙周袋底(图 2 - 42)。

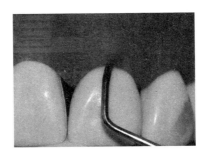

图 2 - 42 置入袋底

3. 建立准确的角度。将器械末端 1/3 置于根表面,想象将末端 1/3"锁"在牙根表面,逐渐从牙体中央移至近中(图 2 - 43)。

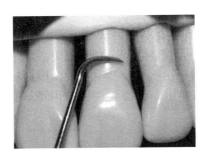

图 2 - 43 建立准确角度

4. 轻轻移动工作干,保持器械末端 1/3 与根面紧密贴合(图 2 - 44)。

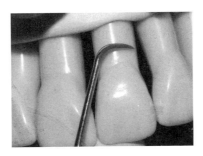

图 2 - 44 工作干逐渐向远中移动

5. 刮至远中面的 1/2 处,另一半从近中舌侧进行(图 2-45)。

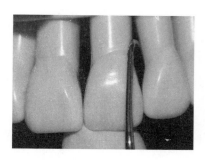

图 2-45　从颊侧刮至远中面

6. 按照示意图的顺序,从右上尖牙开始,至左上尖牙,完成上颌前牙唇侧阴影部分的刮治(图 2-46)。

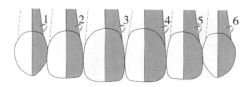

图 2-46　刮治顺序

7. 更换工作端,自左上尖牙,至右上尖牙,完成唇侧剩余部分(图 2-47)。

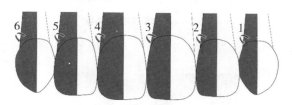

图 2-47　近术者区刮治顺序

二、Gracey 刮治器操作法

如前所述,Gracey 匙形器为面特异型匙形器,但并非绝对地一把器械只用于某一牙面。实际上只要掌握使用原则,任何一把器械也同样可以用于其他牙面,只是按设计应用则更为合适些。从临床上讲,多数医生只用三四把。最常用的是 5/6♯、7/8♯、11/12♯、13/14♯四支。

表 2 - 1　Gracey 刮治器适用牙面

编号	主要适用牙面	可选用牙面
1/2♯	前牙各牙面	
3/4♯	前牙各牙面	
5/6♯	前牙、前磨牙各牙面	磨牙:颊舌腭面,近中面
7/8♯	后牙:颊舌腭面	前牙:前磨牙各牙面
9/10♯	后牙:颊舌腭面	前牙:前磨牙各牙面
11/12♯	后牙近中面	前牙:近中和远中面,后牙:颊面,舌腭侧面
13~14♯	后牙远中面	前牙:近中和远中面

因此,临床上一般用 5/6♯ 刮治前牙各牙面。以下前牙为例,Gracey 刮治器刮治前牙的顺序为:

1. 刮治近术者区　术者位于 8~9 点位。

2. 选择 5/6♯ 刮治器。使刮治器颈下段贴近唇面,方向与牙长轴方向一致,如果工作端的叶面指向牙面,则此为正确的工作端,否则,叶面指向外面,则为错误的工作端(图 2 - 48)。

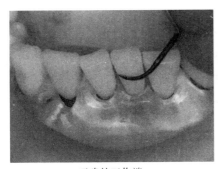
正确的工作端

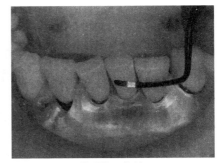
错误的工作端

图 2 - 48　工作端的选择

3. 从左下颌尖牙开始,工作端尖端指向近中。改良执笔式握持器械,在左下颌第一前磨牙的颌面作支点。

4. 从左下颌尖牙中线稍远中插入工作端末端 1/3,贴紧牙面,作垂直运动。绕过轴角区达近中面。

5. 使器械与近中面平行,建立工作角度,刮治范围达邻面 1/2。

6. 依次刮治各牙唇侧近术者区,直至右下颌尖牙远中面,支点随之移动(图 2 - 49)。

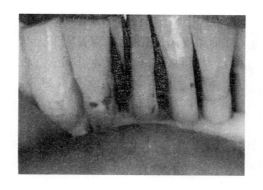

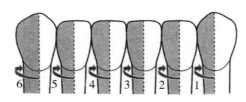

图 2-49　下前牙 Gracey 刮治器刮治顺序

7. 交换工作端,术者移至患者 12 点位。

8. 在右下颌第一前磨牙区作指支点。

9. 将刀叶置于右下颌尖牙舌面,刀尖指向近中。自舌面中线稍远中插入刀叶,刮治舌面及近中面 1/2。

10. 依次刮治各牙舌侧远术者区,直至左下颌尖牙远中面。

11. 术者移至患者 8 点位,交换工作端,在左下颌第一前磨牙作指支点,刮治左下颌尖牙舌侧面及近中面。

12. 依次刮治各前牙舌侧近术者区,不断移动指支点位置,直至右下颌尖牙远中面。

Gracey 刮治器刮治上颌中切牙步骤示范:

1. 就绪和插入　选择正确的工作端将其置入就绪区域。工作端末端应朝向近中,将工作端末端插入直至牙周袋底(图 2-50)。

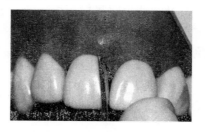

图 2-50　就绪和置入底袋

2. 将工作端末端 1/3 紧密贴于面,想象其被"锁"在根面上(图 2-51)。

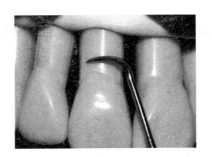

图 2-51 调整工作端角度

3. 短而连续地刮治唇面,直至近中唇面轴线处(图 2-52)。

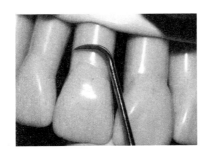

图 2-52 连续刮治

4. 至轴线处时,将器械柄轻轻倾斜,以确保末端 1/3 与根面紧密贴合(图 2-53)。

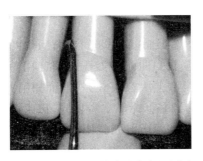

图 2-53 保持器械末端与根面贴合

5. 按照示意图的顺序,从左上尖牙开始,至右上尖牙,完成上颌前牙唇侧阴影部分的刮治(图 2-54)。

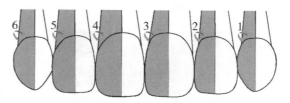

图 2 - 54 刮治近术者区

6. 自右上尖牙，至左上尖牙，完成唇侧剩余部分（图 2 - 55）。

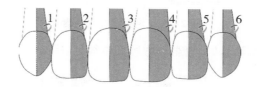

图 2 - 55 刮治远术者区

第六节　后牙区刮治操作法

一、通用型刮治器操作法

理论上说，通用型刮治器前牙后牙都可以使用，但总的来说，后牙刮治器用于后牙区还是更方便些。临床上，后牙刮治主要有两种方法。

方法之一是刮治近中面用近中面工作端，刮治远中面用远中面工作端。这个方法与前牙区刮治方法类似。问题是按照工作角度调整的方法，要将器械的柄与刮治面平行，这在磨牙区不太可能做得到，所以只能在前磨牙区采用这个方法。在磨牙区，由于对颌牙弓及颊部组织的障碍，器械不可能达到满意的入口。如果按正常张口度，则在磨牙远中面根本不可能刮下牙石，因为柄与牙体长轴或远中面成角太大，而工作角度太小。

方法之二是用刮治近中面的同一刀叶的对侧刃来刮治远中面。将刀叶先按近中面和颊侧面的要求放置器械，刮完近中面后，将器械柄放低，使器械柄与远中面垂直，则可用同一刀叶的对侧刃建立正确的工作角度。这个刃也就是刮治近中面时向着软组织壁的那个刃。

后牙区刮治可依照下述步骤进行（以右下颌后牙区为例）：

1. 在右下颌前磨牙区作指支点,改良执笔式握持器械,术者于患者 8～10 点位。

2. 选择合适的刮治器 患牙牙周袋比较浅则选择颈下段比较短的刮治器,对比较深的牙周袋则选择颈下段比较长的器械,尤其是邻面区,颈下段比较短的器械往往难以达到邻面中线部位。

3. 选择正确的工作端 颈下段与刮治面轴向方向一致为正确的工作端,颈下段与刮治面轴向垂直的为错误工作端(图 2-56)。

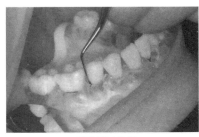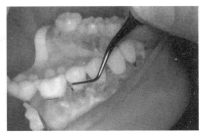

正确的工作端　　　　　　　　　　　错误的工作端

图 2-56　工作端的选择

4. 刀尖指向近中,从下颌最后一个磨牙颊侧远中轴角部插入刀叶。

5. 刮治颊侧面。

6. 用拇指轻轻捻动器械柄,使刀叶贴合于牙面,转向近中面。

7. 刮治近中面,稍超过 1/2 区。

8. 将刀叶移出袋内,放低器械柄,使器械柄与远中面垂直。

9. 刀尖指向舌侧,放低器械柄,使器械柄与远中面垂直。刀叶叶面与远中面呈 0°,自颊侧远中轴角部插入袋内。

10. 以指支点为转轴,作斜向刮治,刮治远中面稍超过 1/2 区。

11. 依次刮治磨牙及前磨牙颊侧面及邻面颊侧半。

12. 交换工作端,自最后一个磨牙舌侧远中轴角开始,刮治各牙的舌侧面及邻面舌侧半。

其他各区与此类似。

通用型匙形器刮治下颌第一磨牙步骤示范:

1. 就绪 将器械工作端末端置于远中面,将工作端置于牙冠中 1/3 的就绪区域,在本例中,就绪区域为牙冠远中颊面轴线的中 1/3 处(图2-57)。

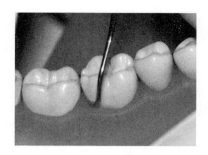

图 2-57　就绪

2. 将器械下移,保持"零度入袋"(图 2-58)。

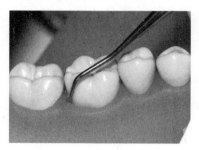

图 2-58　零度入袋

3. 将工作端轻轻滑至龈缘下,置于牙根远中面(图 2-59)。

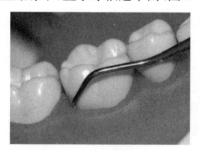

图 2-59　置入袋底

4. 将器械干与远中面平行,做好开始清除牙石的准备(图 2-60)。

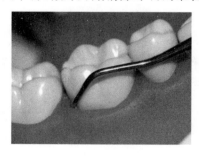

图 2-60　建立工作角度

5. 轻微向下倾斜工作端,使刀叶与牙冠远中面呈 80°。调整工作端末端 1/3,使之置于远中颊面轴线处,想象其被"锁"在牙根表面(图 2-61)。

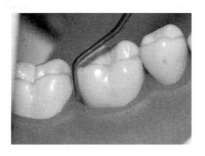

图 2-61 调整工作端末端

6. 刮治中注意旋转器械柄部,始终使工作端保持与牙面接触,滑过远中颊面轴线,继续滑动越过牙冠远中面(图 2-62、图 2-63、图 2-64)。

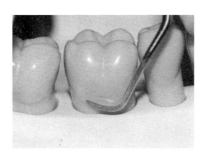

图 2-62 将工作端置于颊侧

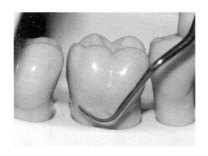

图 2-63 向远中逐渐刮治

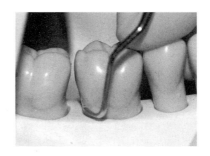

图 2-64 移至远中轴角处

7. 刮至远中面的 1/2 处,另一侧从近中舌侧进行(图 2 - 65)。

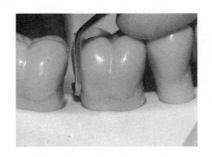

图 2 - 65　刮至远中面 1/2 处

8. 开始颊面及近中面的刮治。

9. 从远中唇面轴线处开始刮治颊面,转动器械工作端,使工作尖朝向口腔前部。将工作端置于就绪区域,位于牙冠颊面中 1/3 靠近远中颊面轴线处(图 2 - 66)。

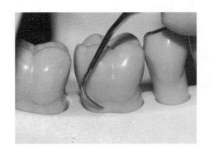

图 2 - 66　开始颊面及近中刮治

10. 用器械工作端末端轻轻刮治龈缘下,一直滑至颊面牙周袋底部(图 2 - 67)。

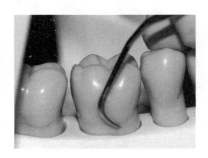

图 2 - 67　置入袋底

11. 将器械下端稍向颊面倾斜,使刀叶与牙面之间建立 80°角,保持器械工作端末端 1/3 与牙面紧密贴合,在颊面由远中向近中进行刮治。当接近近中颊面轴线处时,轻轻转动器械柄部,使之保持与牙面贴合(图 2 - 68)。

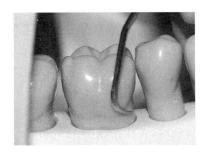

图 2 - 68　建立工作角度

12. 在牙冠近中面进行刮治,直至近中面的 1/2 处(图 2 - 69)。

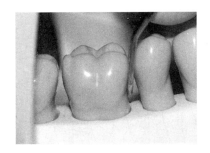

图 2 - 69　向近中逐渐刮治

13. 如图 2 - 70 所示,按顺序完成磨牙区颊面及近中面刮治。

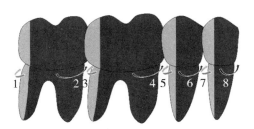

图 2 - 70　后牙器刮治顺序通用型匙形

二、Gracey 刮治器操作法

采用 Gracey 刮治器刮治后牙区一般采用 11/12♯ 和 13/14♯ 器械。用 11/12♯ 器械刮治颊舌侧面和近中面,而用 13/14♯ 器械刮治远中面。另外,15/16♯ 和 17/18♯ 也相应的用于近中面和远中面。如前所述,刮治近中面的器械同时是刮治颊侧和舌侧面的器械。

后牙区刮治可依照下述步骤进行(以右下颌后牙区为例)。

1. 在右下颌前磨牙区作指支点,改良执笔式握持器械,术者于患者8~10点位。

2. 选择合适的刮治器 一般从最后一个磨牙的远中面开始。选择13/14♯刮治器。

3. 选择合适的工作端 工作端刀尖指向远中颊线角部,器械颈下段与远中轴向平行一致,工作角度为70°(图2-71)。

4. 从颊侧或舌侧远中轴角部插入器械,向远中面逐步刮治至中线。

5. 从远中最后牙开始向近中各牙顺序刮治各牙的远中面至第一前磨牙(图2-72)。

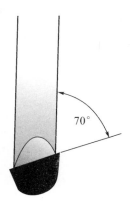

图2-71 Gracey刮治器工作端

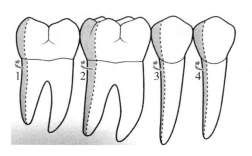

图2-72 刮治顺序

6. 换11/12♯刮治器 工作端刀尖指向近中,颈下段与颊面轴向一致(图2-73)。

7. 刮治颊舌侧面至近中轴角,仔细旋转器械柄使工作端末端保持与根面贴合(图2-74)。

8. 逐步刮治至近中面中线(图2-75)。

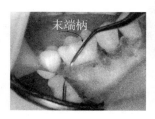

图2-73 使用11/12♯刮治器

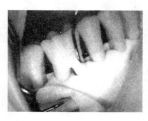

图2-74 刮至近中轴角

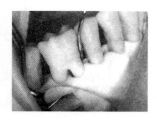

图2-75 刮至近中面中线

9. 自远中最后磨牙开始向近中逐个刮治各牙(图2-76)。

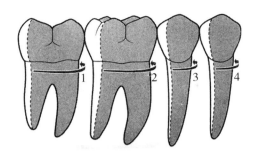

图2-76　刮治顺序

10. 刮治对侧牙面。

Gracey 刮治器刮治下颌第一磨牙操作步骤示范：

1. 选择13/14♯刮治器,将器械末端置于颊面远中轴角处,为就绪区(图2-77)。

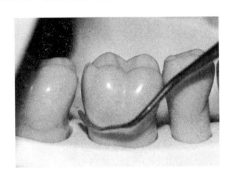

图2-77　就绪(**13/14♯**)

2. 轻轻旋转,降低器械柄,将工作端插入牙周袋底,保持"零度入袋"(图2-78)。

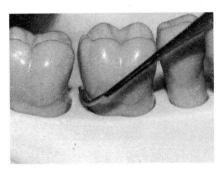

图2-78　置入袋底(**13/14♯**)

3. 将器械干部竖直,刮治牙面远中直至远中面的 1/2 处(图 2-79)。

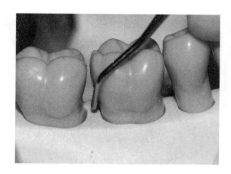

图 2-79　调整工作端角度(13/14#)

4. 在远中面继续刮治直至完成。

5. 选择 11/12# 刮治器置于就绪区,工作端末端朝向近中(图 2-80)。

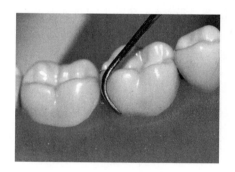

图 2-80　就绪(11/12#)

6. 轻轻旋转,降低器械柄,将工作端插入牙周袋底,保持"零度入袋"(图 2-81)。

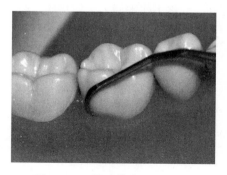

图 2-81　置入袋底(11/12#)

7. 将器械柄部竖直,调整工作端末端 1/3,想象其被"锁"在牙根表面(图 2-82)。

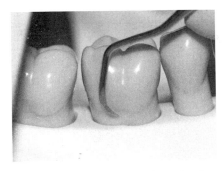

图 2 - 82 调整工作端角度(11/12♯)

8. 在颊面进行叠瓦式刮治,确保工作端位于龈缘以下,防止器械损伤牙龈(图 2 - 83)。

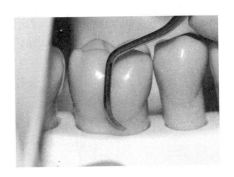

图 2 - 83 刮治颊面(11/12♯)

9. 在颊面继续进行叠瓦式刮治(图 2 - 84)。

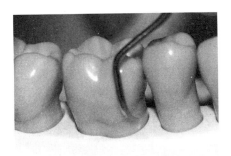

图 2 - 84 刮治颊面(11/12♯)

10. 当刮至颊面近中轴线处时,调整器械柄,确保工作端末端与根面贴合(图 2 - 85)。

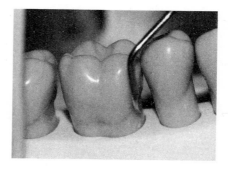

图 2‑85 颊面近中轴线处刮治(11/12♯)

11. 确保工作端末端超过近中面 1/2,另一侧从舌面进行(图 2‑86)。

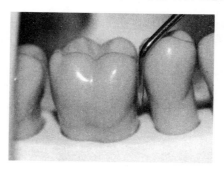

图 2‑86 近中面刮治(11/12♯)

12. 下颌第一磨牙 Gracey 刮治器刮治顺序见图 2‑87。

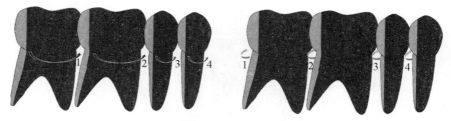

图 2‑87 下颌第一磨牙 Gracey 刮治器刮治示意图

第七节　锄形器、锉形器和凿形器及临床操作技术

锄形器、锉形器和凿形器是三种常用于去除大块黏着性强牙石的牙周器械。因此从器械本身来说，这三种器械的干均比较粗壮。由于目前临床上大量使用超声器械，大块黏着性牙石多可以用超声器械去除，所以这些器械现在使用得也就少得多，但有时在不便使用超声器械时还是可以使用它们。有些深袋区特别是在超声气雾限制使用时，也还是有一定的用途。可根据临床情况选择性使用。

一、锉形器（files）

基本设计

锉形器的工作端是由一个基板和基板上多个连续线形刃组成（图 2-88）。基板的形状可为圆形、椭圆形或四边形。锉形器的工作端基本外形为板形，因此和根面的曲面贴合困难，加上其有一定的宽度，所以龈下使用受限较多。临床使用的锉形器基板大小不一，基板越小，相对用得越多。

锉形器刀刃为多个连续线形刃。相当于固定在基板上的多个锄形器（图 2-89）。刀刃与基板呈 $90°\sim105°$，每个刀刃间呈 $55°$。各种锉形器的刀叶数量、长度、宽度不一，使用的位置也就不同。

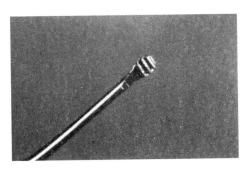

图 2-88　锉形器的工作端

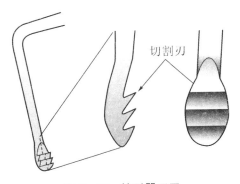

切割刃

图 2-89　锉形器刀刃

锉形器的干比较坚固。干有直线形或成曲角，一般 4 个工作端呈一套，根据干的设计用于颊、舌、近中和远中四个不同的牙面（图 2-90）。临床上，器械有单端也有双端器械，以适用于口腔内每个牙位。直干的锉形器主要用于前牙区。而后牙

器械主要为曲干器械。

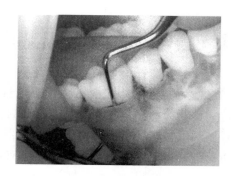

图 2‑90　用于后牙的曲干锉形器

➡ 用　途

锉形器为辅助器械。主要用于将大块黏着性牙石刮碎,以便于其他器械彻底刮净牙石。所以锉形器使用后需要再用匙形器刮净刮光牙面,锉形器也可用于釉牙骨质界或小的银汞充填体悬突处理。

➡ 用　法

采用改良执笔式握持器械,将锉形器插入袋内,仔细调整刀叶。口内指支点以稳定器械。将刀刃接触牙石,器械的干抵住牙面,即所谓二点接触法(图 2‑91)。二点接触法的意义主要在于器械运动时干的接触点提供加强稳定点。然后用中等侧压力拉动器械垂直方向"刮碎"牙石。刮除牙石时锉形器的工作头要完成贴合于牙面。器械向牙齿的合面或切缘方向运动。反复刮动,直至牙石去除。再用匙形器刮平根面。

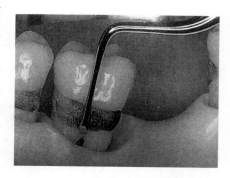

图 2‑91　锉形器的使用

➡ 缺　点

使用锉形器刮除龈下牙石有很多缺点。首先,使用任何龈下器械时都会牵张软组织,而锉形器尤其如此。因此刮治前要选择大小合适的锉形器以尽量减少损伤袋壁软组织。其次,锉形器为线形直刃,而根面为曲面,因此,要尽量使刀叶贴合牙面。即使如此,也还是很难让锉形器刀叶与根面完全贴合,对软组织的损伤相对比较大。另外,由于锉形器工作端厚重,器械的敏感性也比匙形器要差。这也是锉形器较少使用的原因之一。

二、锄形器（Hoe）

➡ 基本设计

锄形器外形为锄头状（图2-92）。分用于龈上洁治的锄形洁治器和用于龈下刮治的锄形刮治器两种。锄形器的设计外形基本上都是一样的，工作端与器械的颈下段呈99°~100°，单刃。从形态上说，锄形器也可以说就是锉形器的单刃版，也就是单刃的锉形器，把多个单刃组合起来就是锉形器。但锄形器的刃口稍微有些弯曲以与牙面贴合。龈上洁治器的锉形器刃有锐角端和钝角端，因此2支为镜像一套，面龈下刮治器的锉形器4支为一套，分别用于牙根的各面。颈下段的角度决定器械使用的牙面。

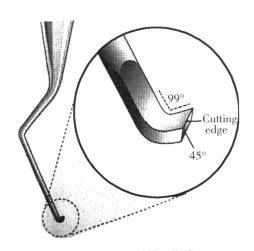

图2-92　锄形器工作端

➡ 用途

锄形器锄形洁治器用于去除龈上牙冠部的细小牙石和菌斑，而锄形刮治器用于去除龈下深袋区的比较粗大的牙石。一般来说，龈下锄形器主要用于颊舌侧根面和无邻牙的邻面根面区，比如拔除第三磨牙后的第二磨牙远中深袋区。主要是作为辅助器械，用于深袋区大块厚重牙石的刮碎处理。但总的来说，由于超声器械的使用，现在临床上不管是锉形器还是锄形器，使用率都大为下降了。

使用方法

用改良执笔式握持器械。将锄形器刃放置在牙石的根方抵紧牙面,龈上锄形器可将锐角端刃贴紧牙面,龈下锄形器则应将全部刃贴紧根面。刃与牙面角度为90°。器械颈下段与牙面接触形成二点接触,保证器械的稳定。刮除牙石时采用口内支点,由于主要为刮碎大块厚重牙石,所以通过口内支点和器械的二点接触提高器械运动可控性。

缺点

锄形器的特点也就是它的缺点。锄形器工作端粗大,一般说来只适用于龈上洁治,如果用于龈下刮治,则必须袋口很宽,牙龈松软。理论上讲,龈下锄形器可以用于袋深部的粗大牙石,但总的来说,锄形器的刃口与根面不可能完全贴合,临床使用的时候,很容易导致软组织损伤。尤其是邻面区因为有邻牙阻挡,除非是无邻牙的近远中区,否则器械更难精准到达邻面牙周袋底。

三、凿形器(chisel)

基本设计

凿形器外形像缩小版的骨凿(图2-93),是一种非常有效地洁治器,但临床上比较少用。凿形器的形态单刀、直刃,工作端、颈与柄在一条直线上,刃为扁平形、外斜45°。

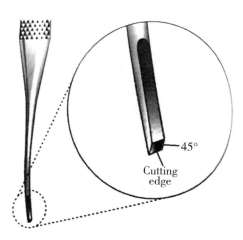

图 2‑93   凿形器工作端

➡ 用途

　　凿形器主要用于龈上大块牙石的去除,特别适用于下前牙大块牙石,使用非常方便,去除牙石亦很快。当下前牙舌侧面牙石呈连续状覆盖全部舌面时,特别是牙间乳头退缩时选用凿形器较好。使用凿形器时,一般先从唇侧面自龈外展隙部位将凿形器的刀刃伸向舌侧,刀口紧贴于一侧牙面,用水平向推动力将牙石撬断。用同样的方法自每个牙间隙部位将牙石大部清除。余下的牙石可用镰形器或锄形器清除之。

➡ 使用方法

　　使用凿形器时,必须注意力的控制。因使用推动力将牙石脱位,一旦力控制不好,就会损伤牙间龈组织。许多患者也害怕医生使用推动力,因为他们能感到医生使用器械是推向组织的。凿形器使用不当时还容易卡在牙间,或者对牙体造成过大的推动力。所以,操作时支点必须放在干燥的牙面上,并要十分稳固。

➡ 缺点

　　凿形器刀叶比较粗大,敏感性很差,尽管其使用是采用推动力,但推动方向应是水平向,而不是向根尖方向。同时也应保持整个刀刃都贴在牙面上,否则会在牙面上造成刻痕。但遗憾的是其敏感性差,使用时一般难以确切判断是否刃口全部贴合。正是由于凿形器有上述种种缺点,所以一般认为,凿形器不宜常规使用。

第三章

牙面抛光操作技术

第一节 手工抛光技术

　　牙面抛光就是使用抛光工具和抛光剂清除洁治、刮治和根面平整后牙面色素和菌斑，使牙面光滑明亮，以达到延缓菌斑再沉积和增强美观的作用。事实上，所有患者在复诊时都应该做牙面抛光，以彻底去除新沉积的获得性牙小皮、菌斑和色素。过去认为牙面抛光有美容和治疗两个作用。牙面抛光既可以去除牙面致病物质并防止其再沉积，又可以使牙面光洁美观。同时，牙面抛光以后，用脱敏剂的效果也会比较好，相反，如果牙面有大量的色素沉着，脱敏剂就不能直接达到牙面，临床效果也就差得多。但现在我们发现，实际上，牙面抛光对菌斑沉积影响并不如我们想象的那样大，主要还是改善美观的作用。因为牙面色素似乎与炎症没有明显的关系。而至少氟化物脱敏剂的效果跟牙面是否有菌斑色素无关。所以，脱敏前不一定非要先作抛光。因此从现在的观点来看，牙面抛光应该是所谓的选择性抛光，即只有患者自己清洁不到的牙面需要做抛光处理。也只有经过患者和医生双方努力仍然还有色素沉着的牙面需要抛光处理。但更应该明确的是，牙面清洁关键还是要依靠患者自己而不是医生，所以医生应该花更多的时间和精力做口腔卫生宣教，教会患者正确的刷牙方法，提高患者自我口腔卫生能力。在这个基础上再去做牙面抛光，医生要预先向患者反复说明选择性抛光的原则，把抛光的利弊都讲清楚，以免患者认为医生没有把牙面清洁干净。显然，这对于维持牙周治疗的疗效都是非常重要的步骤。

方　法

木尖抛光器

柄状抛光器是最简单的抛光器械(图3-1),工作端是一个木尖。使用时蘸磨光剂在牙面上反复摩擦除去色素。木尖是用橘树木制成,可为尖头或楔形,插在器械柄上替换使用。临床操作时采用改良执笔式或掌拇式握持器械,在牙面上涂上摩擦剂,木尖在牙面上来回或圈形摩擦去除色素(图3-2)。

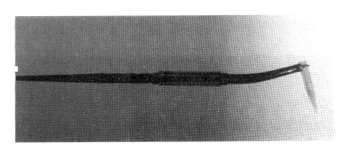

图3-1　柄状抛光器

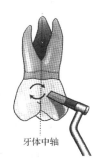

牙体中轴

图3-2　柄状抛光器
使用示意图

采用木尖抛光的优点在于:

1.无需特殊设备　木尖抛光是手工器械,与气动或电动器械相比,不受工作环境要求的影响,对各种患者包括卧床患者都可适用。

2.牙面产热少　电动或气动抛光在牙面会产生一定的热,有时对牙髓产生一定的影响。但木尖抛光工作力度小,不会损害牙髓。

3.不产生有害汽雾　木尖抛光不产生气雾,对某些传染病患者也可使用。

4.易于消毒。

第二节　机用抛光技术

一、橡皮杯和杯状刷

机用抛光器是临床常用的抛光器械,跟木尖器械相比其工作效率明显高(图3-3)。临床上包括电动马达和气动马达两种。最常用的是将橡皮杯或杯状刷装在弯机上,然后蘸摩擦剂使用。也有专门的用于抛光的弯机头,包括消毒一次性使用的弯机头。一次性使用的弯机最大的好处就是避免交叉感染(图3-4)。橡皮杯和杯状刷通过机械转动加上摩擦剂的作用逐步去除牙面沉积物。临床上也有各种不同硬度的橡皮杯和杯状刷,临床效果也有一定的区别。颌面最好用杯状刷,因为刷毛更容易进入窝沟,耐磨性也比橡皮杯强些。而光滑面最好用橡皮杯,如果用杯状刷其刷毛常会损伤到牙龈组织。

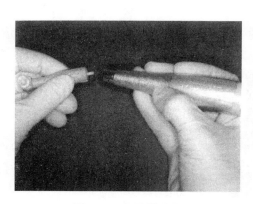 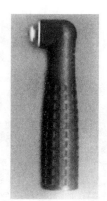

图3-3　机用抛光器　　　　　图3-4　一次性使用弯机

橡皮杯抛光操作法

1. 器械握持和支点　采用改良执笔式握持弯机头,近工作区建立口内支点(图3-5)。支点尽可能不要放置在松动牙或假牙上,离开治疗牙数牙位比较合适。

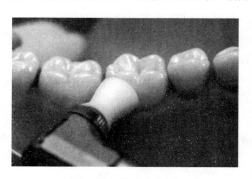

图3-5　橡皮杯抛光

2. 调整　将橡皮杯装满打磨膏。轻踩脚踏开关,调整手机转速。速度合适后再将橡皮杯接触牙面。如橡皮杯转速太快,则牙面产热太多,且不能有效去除色素。原则上,手机转速应该是橡皮杯接触牙面后不致转动停止的最低转速。也就是说,转速越低越好。

牙面抛光时采用间端点接触,不要用太大的压力。以免抛光器械在牙面产热,其至导致牙髓损伤。抛光杯贴在牙面上,始终保持和牙面接触,间隙性对牙面使用压力。

　　使用橡皮杯时先将杯缘置于龈缘处,如有龈退缩,则将杯缘放在近釉牙骨质界处。然后转动橡皮杯,垂直向或斜向运动抛光整个牙面。牙面抛光时特别注意要磨到全部牙面,包括线角部位和邻面区。操作时手机要随着牙面角度旋转,支点也相应变动。

　　前牙切缘后牙颌面既可以用橡皮杯也可以用杯状刷抛光,关键是看色素的多少以及牙面的形态。要根据病人情况先选择好工具。然后从颌面远中开始向近中方向打磨。并随颌面形态调整刷毛与颌面的角度,使刷毛进入窝沟点隙区(图3-6)。

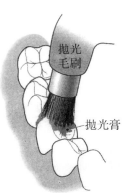

图 3-6

　　抛光完成后要让患者充分漱口,彻底漱尽打磨膏。可再用牙线把邻面区没有漱尽的摩擦剂颗粒去干净。落在创面上的砂粒影响组织愈合。因此,所有抛光的病人必须彻底漱口,并用牙线彻底清洁干净。

　　牙面抛光要循一定的顺序操作,这样可避免重复治疗和遗漏牙面,也能够提高工作效率,减少患者疲劳不适。同时,按部就班操作也给患者老练持重的感觉,增强其对术者的信任,更有利于治疗。上、下颌牙列橡皮杯抛光示范见图3-7、图3-8。

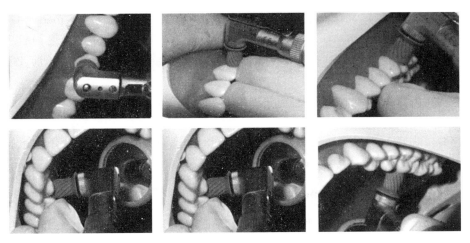

图 3-7　上颌牙列橡皮杯抛光示范

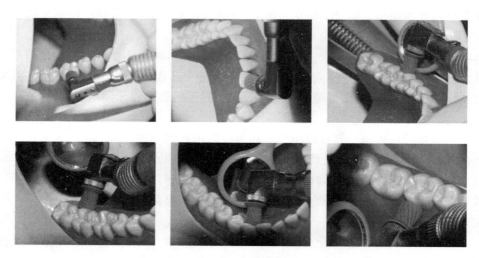

图 3-8　下颌牙列橡皮杯抛光示范

二、摩擦剂

去除牙面色素的摩擦剂种类繁多。主要区别是摩擦剂颗粒的大小、形状和粒度。摩擦剂颗粒越大、越不规则,摩擦力越大。市场上大多数摩擦剂和抛光剂的粒度基本相同。

临床使用的抛光剂的成分包括摩擦剂、水、粘合剂、保湿剂和调味剂等。另外有些产品中还含有氟化物。商品抛光剂往往会标注细(fine)、中(medium)、粗(coarse)和极粗(extra coarse)等表示摩擦剂的粒度。但是,不同产品之间粒度没有可比性。在这个产品标示中等粒度可能与另外产品细粒度相仿。使用前要了解本产品不同粒度的差别。

常用的摩擦剂包括碳酸钙、氧化亚锡和浮石等,一般为粉体材料,使用时用水调和成糊剂。碳酸钙和氧化亚锡都是细颗粒粉体,而浮石粉粒度大小不同,摩擦效果各异。临床上要根据需要选择摩擦剂,同时也要考虑尽量减少对牙体组织的磨损。

三、喷砂抛光(air-polishing)

喷砂抛光的优点在于同时有高压水雾加碳酸氢钠摩擦剂的机械作用,高压水雾带动摩擦剂通过专用手柄作用于牙面去除色素。喷砂抛光器分为单独的抛光机和超声洁牙抛光一体机两种。去除色素的功能基本相同。但其缺点在于工作时产生很大的气雾,造成周围环境比较大的污染(图 3-9)。

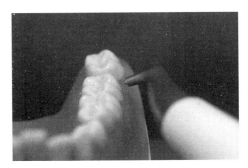

图 3-9 喷砂抛光

➡ 操作步骤(图 3-10)

1. 按厂商要求调节气压、粉水比,加入喷砂粉。

2. 检查患者病史,注意是否有非适应证。

3. 嘱患者用消毒液漱口,给患者戴防护眼镜。

4. 术者最好戴防护口罩、防护眼镜、面罩、长袖工作服,戴手套。

5. 调节牙椅椅背到 45°,患者面稍转向术者侧。治疗上颌牙腭侧面时,患者取平卧位。

6. 再次检查口腔情况,注意特别需要清除牙面色素的部位。

7. 用润滑剂涂布唇部,治疗过程中最好用纱布覆盖唇部。助手准备强吸管,牵拉颊舌组织。

8. 将手柄喷嘴对着牙面,离牙面 3~4 mm,在前牙区与唇舌面呈 60°,在后牙区与颊舌面呈 80°,以牙冠部的中 1/3 到切 1/3 为中心,在颌面则呈 90°。

9. 踩下脚踏开关,喷嘴在牙面作持续圆圈运动。每个牙喷砂时间不超过 2 秒。

10. 抛光各牙后,嘱患者漱口。

11. 用牙线清理牙间区残留喷砂粉,反复鼓漱,彻底漱净口腔。

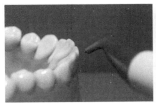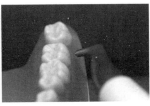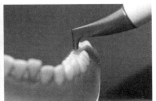

图 3-10 喷砂抛光操作步骤

➡ **注意事项**

1. 喷砂抛光时喷嘴只能对着牙面,不能对软组织面喷砂以免损伤软组织。

2. 常规喷砂不能直接指向龈沟,否则有导致皮下气肿的危险。如果治疗后面颊部肿胀,触诊有捻发音,要注意观察。但一般来说,喷砂产生的皮下气肿不需要特别处理,几天内组织可自然吸收。除非持续加重或者有影响呼吸吞咽情况,可请专科医生处理。

3. 喷砂抛光的空气污染比较明显,临床要注意防护与院感控制。喷嘴与牙面的角度很重要,除了有效抛光外,也要减少组织损伤,同时也要减少污染。同时,喷砂抛光最好使用强吸吸唾器。另外,患者体位头位也要注意调节。

4. 治疗后要彻底清洗口罩、面罩和眼镜,并按规定及时清洗喷砂机和手柄。使用后要及时用三用枪吹净手柄上的喷砂粉,用专用工具清洁手柄喷嘴内腔,最后消毒处理。

喷砂抛光的优点是效率高。但临床上有一些问题需要注意,由于喷砂抛光采用的抛光剂为碳酸氢钠,所以高血压患者、限盐患者都不适宜使用。而且一般喷砂抛光牙冠部,由于气流压力比较大,用在根面很容易导致牙骨质和牙本质磨损。临床操作时不宜对着牙龈喷射以免损伤软组织。同时,在复合树脂、粘固粉或其他非金属充填物表面也不直接使用喷砂抛光,否则会在充填体表面形成蜂窝甚至使充填体脱落。所以临床使用时要权衡利弊。

四、龈下抛光

尽管喷砂抛光能有效去除菌斑生物膜,但碳酸氢钠喷砂粉对牙体和牙龈有一定的损伤作用,尤其是对根面牙骨质及暴露的牙本作用更明显。而且简单降低喷砂机的功率并不能解决这个问题,碳酸氢钠材料本身的作用也是蚀刻根面的重要原因。2000 年以后,有关公司推出新的甘氨酸喷砂粉,体外和临床观察显示可以在最少量牙骨质和牙本质损伤下有效地去除牙菌斑,可以用于代替碳酸氢钠喷砂粉。甘氨酸是大多数多肽的非必需氨基酸和重要成分。它也是体内内源性合成生理重要物质如四氢叶酸、嘌呤、血红素、肌酸和谷胱甘肽的底物。在神经系统中,甘氨酸是抑制性神经递质。该物质无臭、无色,水溶性高。因为甘氨酸具有非常低的毒性,并且具有非敏感性,同时具有淡淡的甜味,也被用于食品添加剂。此外,甘氨酸被认为具有抗炎、免疫调节和细胞保护的作用。尽管我们尚未完全了解其确切的作用机制,但是可以确定甘氨酸的使用会抑制钙离子信号的传导和炎性细胞的活化。此外,甘氨酸可以通过抑制巨噬细胞的活化来减少自由基的形成。其本身似乎非常适合在口腔内使用。

市面上销售的空气抛光装置中使用的低磨损甘氨酸粉末是通过在玛瑙圆盘磨碎机中研磨甘氨酸晶体制得的。使用滤网得到平均粒径小于 45 μm、最大粒径为 60 μm 的粉末混合物。因此,甘氨酸粉末的粒径比常规碳酸氢钠粉末大约小 4 倍。而作为常规的空气抛光材料,高分散的硅酸或气溶胶,优选平均粒度为约 0.07 μm,按照 0.001～5.0 wt% 的比例添加,以提高粉末的流动性,并防止阻塞喷砂机的管路。

近年来龈下喷砂抛光已经广泛用于临床,证明采用低磨损的甘氨酸喷砂粉能有效的去除龈下菌斑。而且采用新设计的龈下抛光喷头能够有效达到龈下区和邻牙区。许多研究证明,5 mm 内的牙周袋采用龈下喷砂比刮治器去除菌斑更有效。甘氨酸喷砂 5～10 秒能去除菌斑而对根面没有损伤。近期临床观察也表明用龈下喷砂与超声根面处理及匙形器临床疗效和微生物检查评价均没有显著性差异。龈下喷砂后牙周致病菌牙龈卟啉单胞菌明显减少,而且龈下喷砂也最省时,对牙龈损伤最小,患者也最舒适。但是喷砂不能去除牙石,因此不能替代手工和超声器械。对种植牙来说,甘氨酸喷砂对钛损伤最小,小于塑料种植体刮治器,能有效减轻种植体周围炎的症状,对修复体和正畸矫正器也没有明显损伤。因此,是一种有效的抛光材料。

龈下抛光喷头是专门用于甘氨酸喷砂抛光的一次性使用材料。图 3-11 所示为 EMS 喷砂抛光机专用的喷头。喷砂粉从侧面喷出,避免在龈沟或牙周袋损伤上皮附着。临床使用时,一般用于袋深超过 4 mm 以上的部位,每个面抛光 5 秒。步骤如下:

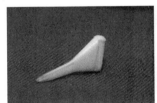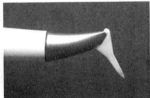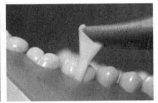

图 3-11　龈下喷砂喷头

1. 顺牙面将塑料喷砂头插入牙周袋至袋底:将喷砂头尖部靠在牙面上顺牙面轻轻向根尖方向入牙周袋,但不要加力。

2. 向近中方向轻轻运动喷头,也就是尖部从袋底向冠的方向运动 1 mm 左右。保证喷头不接触上皮附着。喷头长度为 10 mm,注意不要施加外力,尤其是袋深不到 10 mm 的部位。

3. 位置放好后,踏下脚踏开关。开始抛光。每个面抛光不超过 5 秒,也不要反复治疗。喷砂过程中要保持在袋内不要离开牙周袋,以免喷砂损伤牙龈。

4. 术者于 9 点位,做 1/4 区后牙颊侧和 2/3 区舌侧抛光。

5. 术者于 10 点位，做 1/4 区后牙舌侧和 2/3 区颊侧抛光。

6. 术者于 12 点位，做前牙区抛光。

7. 喷砂头在袋内最好做垂直方向运动不要做水平方向运动。

8. 完成抛光，患者反复漱口。

在临床上袋深超过 4 mm 龈下喷砂抛光要仔细处理。这种情况下，要注意评估余留支持骨量，如果余留骨量少于 3 mm，实际上就不适合做喷砂抛光，因为这种情况下术后出现皮下气肿的风险就会增加。总之，由于近年来出现新设计的龈下喷砂头和甘氨酸基质喷砂粉材料，所以牙周袋内根面喷砂抛光在临床上广泛应用。喷砂对于去除菌斑是非常有效的，尽管不能去除牙石，但体内体外观察去除菌斑临床效果很好，省时省力，不过临床实际效果还需要更多的证据。术后皮下气肿问题也要引起注意。

第四章

超声器械操作技术

第一节　超声洁牙机

　　超声洁治器是特殊的电动牙周治疗设备。其通过工作尖的机械震动将牙石击碎去除。同时,工作时持续喷水,通过水流冷却工作尖并冲洗牙石和组织碎屑。从20世纪50年代后期面世以来,超声洁牙机一直作为龈上洁治的重要设备,由于其在清除龈上菌斑、牙石中有明显的高效特点,同时使用超声洁牙机省时省力,患者的痛苦也较小,所以深受临床欢迎。20世纪80年代以前,超声洁牙机主要用于龈上洁治,80年代后期到90年代初期,通过大量的临床和实验研究,龈下超声器械在临床上出现,并出现各种适用的龈下超声工作头。

　　一般认为,超声器械有助于清除牙石和牙面色素。所以过去一般用超声器械去除大块牙石和色素,然后再用手工器械清除细小的残留牙石。超声工作尖与现在的工作尖以及龈下刮治器相比也就比较粗大,也就不合适进入龈下区作龈下刮治和根面平整处理。临床上还有一种装在综合治疗机上的声动洁牙机。其工作尖则比较细小些,可以进入龈下区作龈下刮治。但声动器械功率比较小,使用范围也比较有限。

　　目前,临床上使用的超声器械越来越多。超声器械的优点是清除牙石省时省力,而且通过超声涤荡高效清除袋内感染物,包括菌斑、牙石和组织碎屑,特别是清除根面和非附着性龈下菌斑生物膜,并促进建立生物相容性根面。许多临床研究证明,超声器械由于外形设计的优势,其更容易达到磨牙根分叉区,更容易与根分叉区根面贴合,所以尤其在处理Ⅱ度和Ⅲ度根分叉病变时超声器械更有效。一般来说,超声器械比手工器械损伤也要小些。而超声涤荡作用能够作用到根面和软组织的一定深度内，这也是手工器械不能比拟的。超声水流既起到冷却工作尖的作用，同时能通过超声空化作用，有效清除组织内毒素和非附着性菌斑，及时冲洗洁下的牙石、体液和组织碎屑，清洁手术区局部视野。超声波能破坏细菌生物膜，能更有效地清除龈下菌斑和根面细菌内毒素。实验证明超声波产生的空化作用导致的液波能破坏革兰阴性菌的细胞壁成分，所以对牙周致病菌有一定的杀灭作用。即使单纯从牙石清除角度讲，超声器械也优于手工器械，所以从总体效果看，超声波器械的临床效果更好。

但是，超声洁治器也有许多缺点。比如，超声产生的汽雾对诊室环境产生一定的污染，通过超声雾化作用悬浮的细菌能生存 24 小时以上，因此，使用超声波洁牙机的诊室要定时做空气消毒，患者治疗前要用消毒液漱口，以减少空气污染。超声机产生的磁场对周围也产生一定的辐射，对心脏起搏器可能会产生干扰作用。所以也需要引起注意。尽量避免对戴用心脏起搏器的患者使用磁震式超声洁牙机。超声洁牙机使用时会产生尖啸的噪音，长时间使用对工作人员也会产生听力损伤。事实上，在目前临床上对交叉感染控制日益重视的情况下，超声器械的消毒显然也是一个薄弱环节。有些工作手柄不能作高压灭菌，有些即使可以消毒，使用寿命也会明显下降，这也成为临床上一个需要关注的问题。

广义地说，超声洁牙器械属于机用洁牙设备。临床上使用的机用洁牙设备包括声动（气动）洁牙机和超声洁牙机二类。声动或称为气动洁牙机直接接在牙科综合治疗台的压缩空气上使用。但机械功率较小。所以现在临床使用已经较少。临床上的超声洁牙机从原理上分为磁致伸缩式和压电陶瓷式两种。但总的说来，不管使用哪种机用设备，不管是龈上洁治还是龈下刮治，手工器械仍然是必不可少的。要达到最好的临床效果还是要机用设备配合使用手工器械才行。

一、适应证

1. 中等及大量牙石。
2. 黏着性牙石。
3. 牙面色素。
4. 小的充填体悬突。
5. 残留牙面的修复或正畸粘接剂。

超声洁牙器主要用于去除大量牙石菌斑。目前在临床上龈上洁治和龈下刮治都普遍使用。其通过高频震动去除牙石，在牙面上牙力较小，省时省力。患者痛苦小，能迅速去除局部刺激物和组织碎屑，组织损伤也较小。因此超声洁牙器也常用于急性坏死性龈炎和急性坏死性牙周炎时去除局部坏死组织。但超声洁牙机用于去除残留粘接剂时同时会产生一定的牙体损伤，所以，术后最好要用氟化物促进牙面修复。

二、禁忌证

1. 急性传染病患者。
2. 免疫抑制患者。
3. 戴用心脏起搏器患者。
4. 儿童患者。
5. 牙体酸蚀缺损。
6. 磁修复体。

超声洁牙最大的问题是环境污染。超声气雾将患者口腔和呼吸道的病原菌悬浮在周围环境中。因此,所有呼吸道传染病患者不能使用超声洁牙,身体抵抗力较弱、易于感染者也是超声洁牙的禁忌。包括使用免疫抑制剂和免疫抑制性疾病患者,比如控制不好的糖尿病患者、器官衰竭或器官移植患者,呼吸道传染病患者包括慢性阻塞性肺炎、哮喘、肺心病等。心脏起搏器患者洁牙前最好先咨询内科医生确定其心脏功能状态和起搏器情况。现在新型起搏器可能不受外界磁场的干扰,但要经过内科医生的事先确认以保证医疗安全。超声洁牙在牙面会产生一定的热,所以年轻恒牙和乳牙最好不用。超声震动会产生崩磁、磁裂或变色等问题,二期修复比较麻烦。

三、主机

超声洁牙机从功能上分为两种类型,即磁致伸缩式(图4-1)和压电陶瓷式(图4-2)。其基本原理都是将电能转换为机械能,通过振荡去除牙石。洁牙机主机可单独安装也可安装在综合治疗台内。一般在主机面板上有旋钮作功率调节、水量调节。主机连接手柄工作尖,通过工作尖的高频振荡机械去除牙面沉积物。

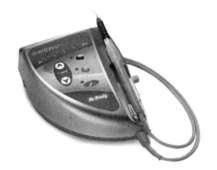

图4-1 磁致伸缩式

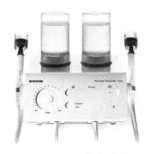

图4-2 压电陶瓷式

1. 磁震式洁牙机　磁震式洁牙机通过在手柄中的发生器将电能转换为机械能。手柄内芯为导体,同时连接洁牙工作尖。工作时插入手柄中间,手柄中产生磁场,通过内芯转换成工作尖震动。震动频率为24 000~42 000 Hz。工作尖的运动轨迹为椭圆形。工作尖震动时同时加水以冷却工作尖产热。

2. 压电陶瓷式洁牙机　压电陶瓷式洁牙机是通过石英或合金晶体将电能转换为机械运动。压电陶瓷式洁牙机的工作尖跟磁震式洁牙机手柄内芯比起来要小得多。但是实际上跟牙齿接触的工作尖那部分压电陶瓷式的还是要小得多,且工作尖是直接旋紧固定在工作手柄上。工作尖震动频率为25 000~45 000 Hz。其运动轨迹为线性来回震动。这种洁牙机不是通过磁场工作,所以产热较少。但接触牙石时由于高频振荡还是会产热,所以还是有注水冷却。

3. 气动式洁牙机　气动式洁牙机与涡轮机一样都是直接接在牙科综合治疗台的压缩空气上工作的(图4-3)。气动式洁牙机工作尖运动轨迹为圆形或椭圆形,震动频率比较低,为2 300~6 300 Hz。它的优点在于使用方便,直接通过综合治疗台工作,也通过综合治疗台喷水冷却工作尖。由于气动式洁牙机工作频率低,功率也就低,产热也相对较少,但它一样也需要水冷却并起到冲洗作用。

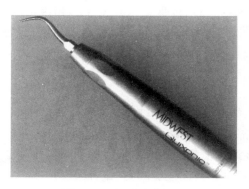

图4-3　气动式洁牙机

四、工作尖

超声洁牙机的工作尖样式很多,包括鼠尾式形、凿形、Jaquette形、牙周探诊形及通用形。新的改良工作尖比较尖细,更适于龈下深袋区。超声洁牙是通过工作尖的震动去除牙面沉积物的,所以器械工作头大小厚薄不是非常重要。关键是工作头要能够震动起来,所以工作时工作尖在牙面的压力也不能太大,使用压力太大反而让器械工作尖不能震动起来,也就难以去除牙石。水是产生超声液流的必要介质,有些超声洁牙机还可以外带消毒液,效果也更好些。

工作尖磨损后其功率也会明显下降,而且有些工作尖磨损非常快,所以要定期检查工作尖状况，及时更换新工作尖，磨损的工作尖不仅影响洁牙效能，而且还会损害牙面。

1. 通用型　通用型工作头主要用于去除大块牙石。有龈上工作头和龈下工作头两种。可用推拉两种动作，但使用时侧压力宜轻(图 4 - 4)。

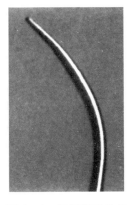

图 4 - 4　通用型工作尖

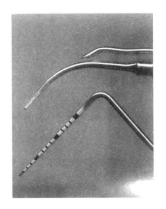

图 4 - 5　牙周探针型工作尖

2. 牙周探针型　这种工作头模拟牙周探针形态设计，比较细长，设计用于龈下区，特别是像根分叉区等比较难以清洁的特殊部位。使用时最好水平刮治和垂直刮治交叉运动，器械与牙面平行刮治(图 4 - 5)。

3. 鼠尾型　鼠尾型适用于去除所有牙面的龈上牙面色素和大块牙石。使用时工作尖与牙面基本保持平行呈 15°，与牙面接触面尽可能大些以更有效地去除牙面色素。而去除牙石时则用垂直方向或斜向运动刮除牙石(图 4 - 6)。

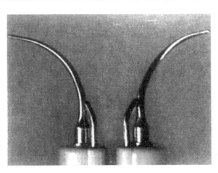

图 4 - 6　鼠尾型工作尖

4. 凿形　凿形工作头形状类似于凿形洁治器，主要用于前牙和前磨牙邻面的龈上牙石去除，也可用于去除小的充填体悬突。使用时可用轻的压力水平方向推动力。

5. 细线器　细线器是用于龈下刮治的超声工作头。形状纤细如牙周探针,增加操作的敏感性,并可伸入牙周袋底部、根分叉区和根面凹等一般器械难以到达的部位。使用时可用垂直向、斜向和水平方向。平直细线器是最常用的工作头,左右弯曲细线器最常用于后牙根分叉区。

第二节　超声龈上洁治技术

超声洁牙机目前已经在临床上广泛使用。与手工器械一样,超声器械的临床使用也要寻求规范的工作程序。按照超声工作头的设计和用途在不同牙齿和不同牙面使用相应的工作尖能明显提高其工作效率。

一、治疗机的准备

1. 每天使用前踏下脚踏开关 2 分钟排净管路中积水,以减少管路中积水造成的空气污染,再踏下脚踏开关 3 分钟,以清除管路气泡,减少工作头产热,从而有利于控制交叉感染。

2. 选择适当的工作头,装入工作手柄,然后,调节机器功率和水量大小。功率大小以能有效工作的最低有效功率,水量以工作头能产生最大水雾为度。

二、患者的准备

治疗前术者要了解患者全身病史,排除禁忌证。术前术者向患者详细介绍治疗情况,患者用消毒液漱口,以减少超声治疗中产生雾化对空气的污染。超声治疗中,患者最好戴安全防护眼镜以防止治疗中牙石溅入眼内,戴好隔水口围,放置好吸唾管。

三、体位

患者取平卧位,术者体位高度适宜,术中不要调节座椅。

四、器械握持和支点

用改良执笔式握持手柄,近工作区作口内支点或口外支点,工作时,手指握持力宜轻,减少工作手疲劳。临床上也可用握笔式握持,采用食指末端指节和拇指控制器械,优点是手不会太疲劳,操作也比较灵活。

五、器械调整

工作头与牙面呈 $10°\sim15°$ 角度,大于 $15°$ 则会导致牙面损伤。器械工作时要不断根据牙面形态,调整工作头与牙面的工作角度,以减少器械的牙面损伤。

六、器械工作

按照上述步骤,放置好吸唾器,工作头与牙面轻轻接触,踏下脚踏开关,超声洁牙器开始工作。操作时要注意保持工作头正确的工作角度,同时,工作头在牙面上应持续运动,不能停滞在牙面一点,否则会在牙面局部产热,导致牙面损伤;工作头轻轻接触牙面,作刷样运动,并向多个方向作牙面运动,持续在一个方向作牙面运动,会导致在牙面刻痕;临床操作时要注意间隙性工作,吸净口腔,看清牙面,不要持续操作。

七、复查

首先要检查牙面沉积物是否清除干净。超声治疗的根本目标是形成生物性良好的牙面。临床治疗效果如何最重要的指标就是组织反应。牙龈颜色、形态、质地变化,探诊牙龈是否出血,牙周探诊及牙周附着水平等是复查最主要的指标。

第三节　超声根面平整技术

由于高效超声换能器的生产,同时新设计的细线器外形,工作头直径与牙周探针相近,使之能够伸入袋底任何部位,流线形的曲度使之与根面更为贴合,特别是根分叉区,克服了直型器械在根面凹、根分叉区无法贴合进入的缺陷,细线器能够去除绝大部分细小龈下牙石菌斑,同时将冷却水通过器械尖部导入牙周袋区,包括深袋区,并形成超声水雾,通过空化作用发挥超声效能,促进了牙周愈合。通过冷却水装置加入消毒液可加强清除菌斑作用,同时还可减少患者的疼痛和术者的疲劳。

一、器械

1. 超声洁牙机。

2. 细线器(以 EMS Perio pro Line 为例)

(1) PL1、PL2:左右线形弯曲工作端,镜像成对(图 4 - 7),用于各种根面牙周刮治和根面平整。

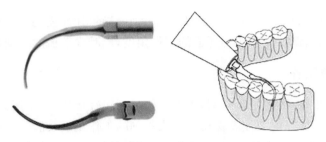

图 4-7　细线器 PL1、PL2 及其使用方法

（2）PL3：直线形工作端，断面圆形，其末端光滑圆钝（图 4-8），适用于深袋冲洗和清除治疗，特别适用于Ⅰ度根分叉病变、3 mm 以上的近远中袋。

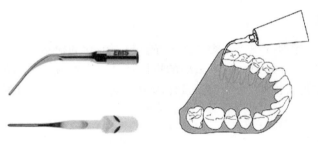

图 4-8　细线器 PL3 及其使用方法

（3）PL4、PL5：线形左右弯曲工作端，镜像成对，工作头末端呈球形，更不易损伤组织（图 4-9），特别适用于根分叉区、根面凹区、下颌磨牙近中根的内面和上颌磨牙近中颊根、腭侧根的内侧面清理，尤其是Ⅲ、Ⅳ度根分叉病变。

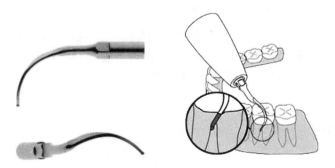

图 4-9　细线器 PL4、PL5 及其使用方法

（4）PS(perio slim)：直线形工作端,断面为扁平状,因为其纤细光滑特别容易插入邻面区和袋内,所以特别适用于加消毒药导入袋内冲洗及邻面区牙周袋(图4-10)。

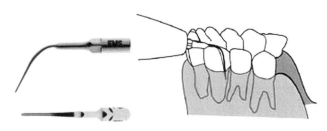

图4-10　细线器 PS 及其使用方法

（5）IP(instrument P)：较普通龈上工作头略长,断面扁平状,末端圆钝,适用于龈上及龈下大片牙石去除,特别是靠近袋口的根面牙石(图4-11)。龈炎和轻度牙周炎患者尤为适用。

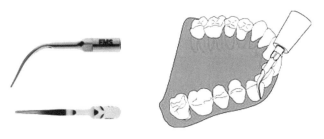

图4-11　细线器 IP 及其使用方法

二、技术方法和步骤

1. 器械的握持　用执笔式握持超声洁牙机手柄,以稳固握持为准,手指肌肉放松。

2. 支点　由于超声根面平整无需用刮治力,所以支点只需保持工作端稳定即可。可用数手指轻轻地放在牙面上,也可以将中指与无名指分开,根据操作需要支点位置在口内或口外均可。

3. 刮治操作　刮治时采用屈指力和旋腕力,使工作端沿根面作斜向、垂直向或水平向运动,动作宜轻,并保持水流冲洗。工作端末1/3与刮治面平行,平滑地通过根面,继用刷样动作,向外"扫"地动作,并探查根面,直至根面光滑。

4. 操作步骤

（1）嘱患者用 0.05% 氯己定溶液漱口，或用 2% 碘酊消毒术区。

（2）检查有无龈上牙石，若有先用龈上工作头清除龈上牙石。

（3）检查龈下牙石分布，有粗大牙石或近袋口龈下牙石，用 IP 去除之。

（4）适当调整患者头位，便于治疗区获得直接视野。

（5）位置一：术者取 11～2 点位置（图 4-12）。用 PL1 或 PL4 治疗右上颌和左下颌的唇颊侧、左上颌和右下颌的舌腭侧区。即自右下颌中切牙近中舌侧开始至右下颌最后一个磨牙舌侧远中（术者 12～2 点位）；然后从右上颌最后一个磨牙颊侧远中向近中至右上颌中切牙唇颊近中（术者 11～12 点位），转至左上颌中切牙腭侧近中向远中至左上颌最后一个磨牙腭侧远中（术者 11～1 点位），再转至左下颌最后一个磨牙颊侧远中向近中至左下颌中切牙唇侧近中（术者 11～12 点位）。根据术者习惯选用 PS，根分叉区选用 PL3，严重根分叉病变区或根面凹区选用 PL4（图 4-13）。

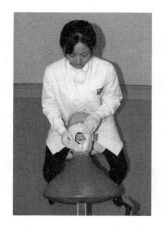

图 4-12　11～2 点位置

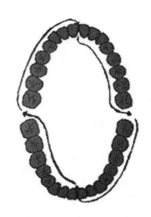

图 4-13　11～2 点位时的工作顺序

（6）位置二：术者取 9～12 点位置（图 4-14），用 PL2 和 PL5 治疗左上颌和右下颌唇颊侧以及右上颌和左下颌舌腭侧。即自右下颌中切牙唇侧近中向远中至右下颌最后一个磨牙颊侧远中（术者 9～11 点位）；继续沿右上颌最后一个磨牙腭侧远中向近中至右上颌中切牙腭侧近中（术者 9～11 点位）；再自左上颌中切牙唇侧近中向远中至左上颌最后一个磨牙颊侧远中（术者位 11～12 点位）；最后，自左下颌最后一个磨牙舌侧远中向近中至左下颌中切牙舌侧近中（术者 12 点位）。根分叉区治疗及 PL3、PS 选用原则同上（图 4-15）。

（7）袋内冲洗，涂 1% 碘甘油。

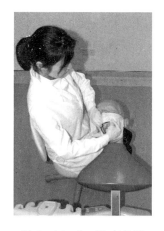 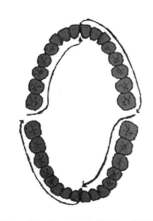

图 4-14 9~12 点位置　　　　图 4-15 9~12 点位时工作顺序

三、超声龈下器械使用的注意事项

1. 超声龈下刮治根面平整是牙周基础治疗的一部分,应遵循牙周治疗计划,术前作口腔卫生宣教,并在龈上洁治完成一周后施行。

2. 适当调整超声洁牙机的功率和水量,水量要调整至可在工作末端形成冲洗水柱,功率应调整为使其产生最大水雾时以其功率最低为佳。

3. EMS Master 400 洁牙机功能键有 perio 和 Endo 两档,作超声根面平整时将键拨至 perio 处脚踏开关,轻踏为刮治作用,重踏则不形成超声震动,仅作冲洗。临床上要根据需要操作。

4. 细线器比较精细,特别是 PL1、PL2、PL4、PL5 均呈左右弯曲,装卸工作头时要注意将卸针器就位后再作旋拧,一旦滑脱,极易损坏。

5. 细线器随着使用会功能下降或增加损坏的机会。通常,细线器更适合于牙周维护期治疗。因此在初步治疗期应尽量将根面牙石去净,维护期治疗则更为省时省力。另外,首次治疗时若根面牙面较多,较粗大,可先用手工器械或 IP 初步处理,再用细线器处理。

6. 超声根面清理更为强调去除龈下非附着性菌斑和 LPS 的概念,器械沿根面刮治动作必须轻柔,切忌使用暴力,特别是在根分叉区、器械进出应循其曲度,一旦器械变形,功效即明显下降。变形,磨损的工作头应及时更换。

7. 细线器为无刃器械,清除牙石依靠超声震动,不能用细线器在根面加压来消除牙石,否则既不能有效去除牙石,还易于损伤器械。器械在沿袋底运动时幅度不超过 2 mm,不能损及上皮附着。

第五章

种植体周维护技术

第一节 种植体周维护基本概念

一、种植体

种植体是一种用手术的方法植入颌骨的非生物的(人工的)装置。它能代替缺失牙或者为义齿修复提供支持。种植体周维护是保证手术成功的重要内容。虽然种植牙检查的内容和指标和自体牙检查的指标大致是一致的,但种植牙检查中还是有一些特殊的内容。种植牙失败的最主要原因是种植体周围炎,其次是殆创伤,因此,有效的口腔卫生措施是保持种植体周健康的最主要的方法。种植牙维护是保证手术成功的重要内容,非常需要种植外科、口腔修复和牙周医师的相互配合。

种植牙最常用的是骨内型,其通过骨整合与骨组织结合。这种结合关系是种植体和健康组织之间最直接的连接,也是一种有效的功能性连接关系。种植体包括外科植入骨。钛作为基台的基本材料是因为它具有很好的生物相容性(不与机体相斥),种植体周围的组织能够愈合,而且不导热、导电。钛的主要缺点就是容易被刮伤。

二、种植体周组织

种植体周围组织类似牙周组织。一般来说,牙周组织可分为角化组织和非角化组织。与自体牙不同的是,种植体周围的龈沟内侧是有上皮覆盖的。理论上讲,牙龈组织应该通过半桥粒附着于种植体表面,形成生物学封闭,从而阻挡病原微生物侵入。但许多研究现在都不支持存在这种上皮附着,没有结缔组织性的牙周膜存在,种植体与骨组织之间是骨整合关系,缺乏只有牙周韧带才能建立的生理性的张力关系。

Berglundh 等比较了狗的牙龈及其种植体周围组织在菌斑堆积 3 周时的反应,发现在种植体和自然牙上的菌斑堆积量及菌斑成分的变化都很相似,表明种植体周围细菌的定植与自然牙无明显差异。在 3 周时,种植体周围结缔组织中炎症细胞浸润的部位和范围均与自然牙相似。Pontoriero 等对人的研究也获得了相同的结果,20 例牙列缺损的种植患者在停止口腔卫生措施 3 周后,种植体周围的菌斑量、成分及软组织炎症均与自然牙相似。这表明种植体周围组织在短期内对菌斑堆积的反应与自然牙相同,即种植体周围黏膜炎有着与牙龈炎相同的临床和病理特征。随着菌斑堆积时间的延长,种植体周围组织也可产生与牙周炎相似的破坏,主要表现为附着丧失和边缘骨吸收。但种周组织的病损较牙周组织更向根方扩展,实验性种植体周围炎组织破坏的临床和 X 线表现明显重于实验性牙周炎。

三、种植牙手术一般步骤

一般来说,种植牙手术分两个阶段。

第一阶段——一期手术:将种植体植入骨组织内:首先翻开黏骨膜瓣,在牙槽骨上合适的位置钻孔,将种植体置入孔内,然后将软组织瓣复位,严密缝合封闭创面,植入 4~6 个月后,骨整合完全形成。

第二阶段——二期手术:第二期手术,暴露种植体,旋下顶部,旋入其上部结构。软组织愈合后,再把桩旋入植入体,然后制备修复体。修复体根据设计要求不同,有粘固型和旋入型。

四、种植体维护

种植牙失败的最主要原因是种植体周围炎,其次是殆创伤。有效的口腔卫生措施是保持种植体健康的最主要的方法。一般来说,有种植体周围炎的人既往都是口腔卫生习惯不良的,所以,医生需要不断地加强口腔卫生指导。研究表明,软毛牙刷、单束牙刷、间隙刷、牙线、氯己定漱口液等对钛种植体无损伤,可用于种植患者的自身维护(图 5-1)。对一些特殊的部位,医生可教患者用牙线缠绕牙签或用棉签蘸洗必泰轻轻擦拭基台加以清洁;也可用软纱布或尼龙条轻轻清洁种植修复体的间隙。

1. 软毛牙刷(手工牙刷或电动牙刷)　由于种植体材料钛比天然牙质地软,普通牙刷容易磨损种植体,因此最好使用软毛牙刷,牙膏中摩擦剂也是越细越好。

2. 末端平台牙刷　末端平台牙刷更容易刷到种植体,特别是舌侧面的清洁。

3. 带尼龙涂层的牙间隙刷　用牙间隙刷清洁种植体邻面区及桥体龈面有很好的效果。应该注意的是,种植体清洁必须使用带尼龙涂层的间隙刷,否则会损伤种植体。

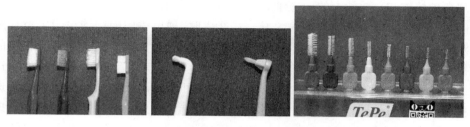

图 5-1　常见的口腔卫生维护工具

4. 牙线　种植牙患者可使用各种牙线,包括羽毛牙线、种植牙牙线、编织牙线等。根据修复体的不同选用合适的牙线,牙线还可用于可摘修复体固位体周围清洁。

5. 漱口液　研究表明,将漱口液与牙刷合用,可最大限度地抑制菌斑形成。

第二节　种植体周手工维护技术

种植体牙的维护除了消除咬合干扰外,更重要的是创造良好的口腔卫生环境,减少细菌性感染。在确保足够刷牙时间的前提下,牙刷可以有效地清除菌斑,但要完全去尽菌斑牙石还有赖于专业手段,种植牙患者的菌斑控制和清除必须结合定期的复查和专业清洁。洁治不仅可以清除种植体表面菌斑牙石,还可以使种植体表面重新获得骨结合机会。种植体表面脱污的方法包括超声波洁治、机械性洁治(碳纤维头洁治器、钛质洁治器或塑料洁治器)、Er：YAG 激光、喷砂及洗必泰冲洗等。

一、种植体维护的注意事项

1. 器械操作时,必须小心以免刮伤钛基台,钛是一种容易被开槽或划痕的软金属,推荐使用塑料器械,禁忌使用金属工作端的手柄、超声以及声波器械。图 5-2 是被损害的钛基台,该钛基台已被金属器械划伤。

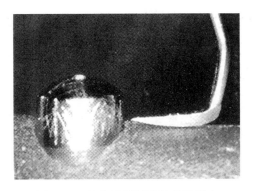

图 5-2　被金属器械损伤的钛基台

2. 必须使用种植体专用器械用于龈上牙石的去除。

3. 黏附在钛基台上的牙石比较容易清除,刮治时辐度要小,支点要稳,配合轻侧压力即可。

二、手用洁治器械

Thomson-Neal 等最先比较了不同洁治器械对种植体表面的影响,发现手用金属洁治器会在钛种植体表面形成明显的划痕,不宜用于种植体的维护。无论是钛合金、纯钛还是镀金的金属洁治器都会损伤种植体表面。这种损伤,不仅会因表面粗糙利于菌斑堆积,而且会破坏种植体表面的氧化层,影响其生物相容性和抗腐蚀性。目前建议使用一些非金属器械,如塑料洁治器、聚四氟乙烯头洁治器等作为专业清洁手段。

1. 塑料器械　塑料器械用于基台表面是安全的。塑料洁治器虽然对种植体表面无明显影响,洁治后不会促进菌斑的再堆积,不影响上皮细胞和成纤维细胞的附着与生长,可是它去除牙石和龈下菌斑的效果差,而且可能会有塑料因摩擦而遗留于种植体表面。

2. 碳纤维器械　含有石墨的碳纤维材料可用于种植体支持的冠或义齿,但不能用于基台,因为碳纤维会损伤钛结构。

三、工作端的设计

塑料器械可以有很多种设计,其中有些工作端与传统的牙周探针、镰形洁治器以及刮治器相似(图 5-3)。

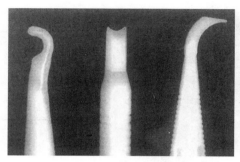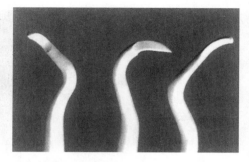

A.扳手状的、月牙状和锄头状的工作端　　B.与传统刮治器和镰形洁治器相似的工作端

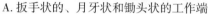

图 5 - 3　工作端的设计

1. 扳手状的工作端　扳手状的工作端包绕着基台,这种工作端应该垂直作用于基台。

2. 镰形和刮匙状的工作端　镰形和刮匙状的工作端适用于基台和单个种植体全冠。

3. 新月形的工作端　新月形的工作端利用垂直向的力来洁治基台表面。

4. 对角新月形的工作端　新月形工作端的对角器械用来洁治与杆相连的基台。

5. 对角锄形工作端　锄形工作端的对角器械用来洁治固定修复体的底部。

第三节　种植体周超声维护技术

和手用金属洁治器一样,超声金属洁治器也会对钛种植体表面造成明显的损伤,而且破坏的范围更为广泛,因此以往大多数的研究都认为超声金属洁治器械不能用于种植体的维护。最近的一项研究表明,碳纤维头(carbon-tip)超声洁治器(图 5 - 4)清除种植体表面的菌斑牙石时,不会像金属洁治器那样损伤种植体表面和造成金属污染,对钛基台无明显损伤,其效率明显优于单束牙刷、手用塑料洁治器和橡皮磨光杯。

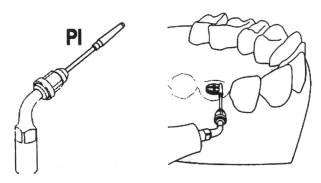

图 5 - 4　碳纤维头超声洁治器

　　橡皮磨光杯与手用塑料洁治器一样,对种植体表面无明显影响,洁治后不会促进菌斑的再堆积,不影响上皮细胞和成纤维细胞的附着与生长。但由于其质地和外形的限制,它对牙石及邻面和龈下菌斑的清除效果较差。在使用橡皮磨光杯时应注意不断变换位置,不能加过大压力,否则也有可能损伤钛种植体。

　　气压喷砂磨光(图 5 - 5)能有效地去除菌斑、牙石及种植体表面的内毒素,而且对粗糙的钛浆喷涂种植体表面的菌斑清除有其优越性。但它对种植体表面形貌和粗糙度会有影响,这种影响因磨光颗粒大小、作用时间、压力、种植体类型以及种植体的不同部位而有所差异。一般,多用 20~140 μm 的碳酸氢钠颗粒以作用时间不大于 10 秒、气压不超过 50 psi 为宜。在开放的伤口应用气压喷砂磨光器对种植体进行清洁时应当慎重,有可能引起气栓或皮下气肿。

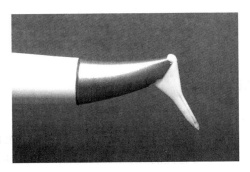

图 5 - 5　气压喷砂磨光

第六章

器械磨利操作技术

第一节 器械磨利前的准备

　　器械在反复使用中,其金属成分不断损耗,造成刃部外形变圆,刃部变钝而失去效用,刃部变钝时,牙医不再能"感觉"到锋利的刃尖"刺入"牙釉质,刃部会从牙釉质或结石上滑过去,这使得牙医需要特别用力去除结石,这也可能导致出现"抛光"效果而不能去除结石。

　　为达到最佳效果,器械刃部应保持锋利。在牙科临床上使用锋利的器械可达到最大效用,可以减少操作疲劳,更有效去除结石,节省时间,提高触感的敏感度,并将病人的不适降到最低,因此,器械应在每次使用后都稍加修磨,而不是多次使用后才加以整形。

一、器械锋利度的检查

　　刀刃的锋利度可以通过视觉或者触觉来检查。

　　1. 视觉检查　在灯光下检查器械,检查者缓慢对着灯光转动器械,使器械面与灯光束接近垂直。如果刀刃是钝的,则因为其形成一个圆钝面,可以看到刀刃反射的白光。锋利的刀刃只能看到一条刃口线,没有厚度,也不反射光。

　　2. 触觉检查　使用专用塑料或者丙烯酸成分的测试棒,用来测试刀刃的锋利度。钝的刀刃在测试棒表面滑动。锋利的刀刃钩住或刺入测试棒的表面。

二、器械修磨的时机

　　镰形洁治器、刮治器以及牙周其他器械在使用过程中,要"一钝即磨"(表6-1)。

表 6 - 1　磨利的频率

立即修磨	不常修磨
刀刃只需要轻微的磨利和修整外形	钝的刀刃需要反复的磨利和广泛的修整外形
结石去除对于医生和患者都要更容易而轻松	结石去除对于医生和患者都要困难而累
器械寿命长	器械寿命短

1. 在治疗过程中修磨　由于菌斑沉积的程度不同，器械可能需要在治疗中修磨。因此，磨石应该是器械盒中的一部分，并且一直保持无菌。如果没有专门的器械盒，磨石应该放在密封的无菌包裹里，使用时再拿出来。

2. 治疗过后立即修磨　镰形洁治器、刮治器在每次使用后都应该修磨。没有使用的器械则不需修磨。

三、磨石

磨石是由具有磨蚀作用的比需修磨的器械坚硬的晶粒所构成。磨石可以是天然石或者是合成人造石构成。磨石种类多样，推荐下列磨石作为刃部日常修磨。

1. 成分

（1）阿肯色磨石：阿肯色磨石是砂质细腻的天然石块。此磨石可干燥使用，但建议使用油性润滑剂。金属微粒从刃部被磨下来时，油质可承载其浮起，并防止这些细屑嵌入磨石。细屑沉积在油中，称之为"积淤"。

（2）陶瓷磨石：陶瓷磨石是坚硬的合成磨石，含有细小及中等磨砂，此磨砂用水润滑，非常适合牙科器械的日常修复。使用陶瓷磨石修磨后产生金属屑累积而不是"积淤"。

（3）印度磨石：印度磨石是合成磨石，由氧化铝结晶和细小及中等磨砂组成，使用时需加润滑油。

（4）合成石：合成石比较粗糙，广泛用于变形的或非常钝的刀刃进行修磨，使用时用水润滑。

2. 形状

（1）圆锥形磨石：圆锥形磨石一般是阿肯色磨石，用于修磨后去除挂丝的边角。

（2）圆柱形磨石：圆柱形磨石可以是阿肯色磨石或陶瓷磨石，也用于修磨后去除挂丝的边角。

（3）扁平磨石：扁平磨石成矩形，尺寸多样，它可以是阿肯色磨石、陶瓷磨石或印度磨石。

（4）楔形磨石：楔形磨石是边角圆滑的矩形磨石，通常是阿肯色磨石或印度磨石。

3. 磨石保养　在每次使用后,应用干净的布擦去磨石上的金属微粒,在消毒前可通过洗擦或超声波清洗去除润滑剂。不断更替修磨位置以免石面产生凹槽。

四、工作区域

工作区域应宽敞明亮,工作桌应稳固并具有足够高度,以使您将肘部放在桌上,将器械举至视平线位置。

五、其他准备材料

在开始修磨工序前,先配齐所需材料。除了需要被修磨的器械和合适的磨石外,还需要以下材料:

1. 防护眼镜　修磨时必备,防护眼镜应能完全罩住眼部及侧臂,以达到最大防护。

2. 手套　应佩戴舒适。

3. 棉尖涂料棒　涂抹水货或润滑油。

4. 纱布　从磨石和器械上擦去积淤和细屑。

5. 放大镜　观察刃部。

6. 塑料测试棒　测试刃部的锋利度。

7. 时钟　进行器械,磨石和测试棒的正确定位。

第二节　器械磨利的基本方法

一、器械结构

所有的刮治器都由三部分组成(图6-1):

①柄部:供握持器械。

②颈部:又称干部,连接柄部和工作端,使工作端能到达牙齿表面适当的位置。

③工作端:由单面或双面的刃部组成。

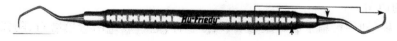

图6-1　刮治器结构

1. 颈末端 颈末端是刃部和第一弯角之间的区域,这是每支刮治器的重要特征。在使用时钟法时,准确的颈末端弧度会令刃部自然位于正确的修磨位置(图6-2)。

2. 器械标识 如果设计师姓名和产品编号是沿柄长打印在柄部的,每个工作头即对应该侧的数字。如果设计师姓名和产品编号是环绕打印在柄部的,则第一个数字(左侧的)对应顶端的工作头,第二个数字对应底部的工作头。

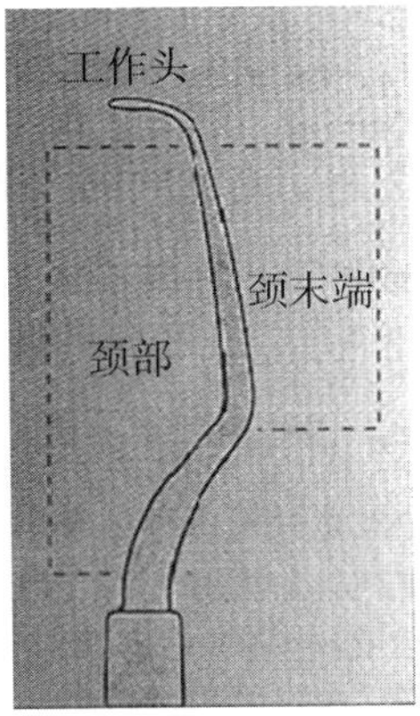

二、器械修磨的原则

图6-2 刮治器工作头示意图

器械修磨总的原则是必须在不改变刀叶设计外形的条件下使器械锋利,具体如下:

1. 根据器械选择大小及磨砂晶粒粗细合适的磨石。

2. 如果器械已用于治疗中,则应选用消毒后的磨石。

3. 器械修磨前应洗净擦干,否则也会成为临床交叉感染的来源。

4. 先看清器械刃面的刀叶形状,然后按照刀叶本来的设计要求,重建正确的工作角度,即磨石与叶面的角度。

5. 正确握持器械和磨石,以保证修磨时的工作角度不变,以避免修磨后的刀刃产生扭曲变形。

6. 修磨器械时,用力要均匀一致,用力过大会使器械损耗太快,从而缩短器械寿命。

7. 修磨器械时,不管是运动器械法,还是运动磨石法,在进行琢磨的最后一个动作是使磨石相向于刃口向下方运动,否则会在刃口形成挂丝的刃边缘。

8. 各种磨石在使用前均要先润滑。合成磨石用水润滑,天然磨石用润滑油润滑。这样可以减少器械和磨石的摩擦力和摩擦热量,修磨过程中产生的金属碎屑不粘在磨石上,防止其嵌入磨石表面,降低其有效性。

9. 器械修磨后要及时用纱布擦净粘在刀叶上的油污和水渍,然后作消毒处理。

10. 器械修磨的基本方法有两种:一种是固定磨石,运动器械;一种是固定器械,运动磨石。两种方法要根据器械刀叶外形合理使用,只要正确掌握,两种方法都是有效的。

11. 器械修磨完毕后要即刻进行测试,如果效果不佳则重新琢磨。

三、器械修磨的基本方法

1. 器械位置及握持 镰形洁治器,通用刮治器或者区域专用型刮治器的工作端的位置应该使叶面与工作台面平行。

器械的握持在整个修磨过程中都非常重要。用您的非主利手以"掌握式"完全将器械握入手掌。食指和拇指靠近器械上端做支撑,以平衡修磨刃部下端时带来的压力。使用时钟作为参考,垂直握持,让待修磨的刃部对准 6 点钟位置(图 6 - 3)。

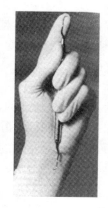

图 6 - 3 器械握持

2. 磨石位置及握持 保持刀面和刀叶侧面在 70°～80°角间的同时,琢磨刀叶侧面来恢复锋利的刀叶(图 6 - 4～图 6 - 6)。

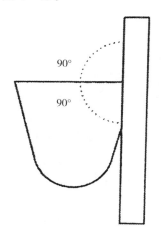

图 6 - 4 成角不够

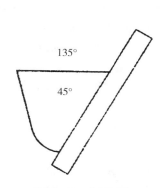

图 6 - 5 成角过大

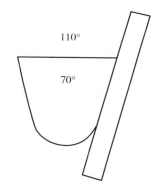

图 6 - 6 正确角度

成角不够,角度＞80°,刃部就显得过大,无法贴合牙面;成角过大,角度＜70°,刃部变得薄弱,磨损非常迅速;正确角度,磨石与刃部对准正确位置时,角度保持在约 70°。

用您的主利手握住磨石下半部分,垂直握住,对准12 点钟位置,拇指捏在朝向您的磨石一侧,其他手指捏在另一侧。这一握法稳定了磨石并有利于进行连续的垂直移动。进行修磨时,请平滑地上下移动整个手臂(图 6 - 7)。

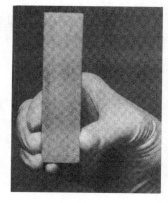

图 6 - 7 磨石握持

3. 时针参照法

（1）镰形刮治器和通用型匙形器：对右利手者，颈末端在 12 点钟位置，磨石上端对准 12 点过 4 分钟的位置（图 6-8）；对左利手者，颈末端在 12 点钟位置，磨石上端对准差 4 分钟到 12 点的位置。

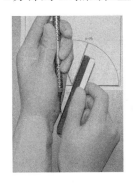
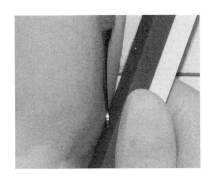

图 6-8　镰形器及通用型匙形器时针参照法

（2）Gracey 匙形器：对右利手者，颈末端在 11 点钟位置，磨石上端对准 12 点过 4 分钟的位置（图 6-9）；对左利手者，颈末端在 1 点钟位置，磨石上端对准差 4 分钟到 12 点的位置。

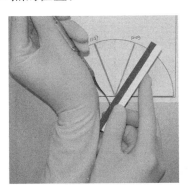
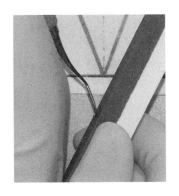

图 6-9　Gracey 匙形器时针参照法

第三节　镰形器磨利法

镰形刮治器有两个切削刀刃，它由一个平面和两个会聚到刀刃的侧面连接而成。这个三角交叉结构形成了一个近乎直角的背面。平面和颈末端成 90° 角，这一点非常重要,因为它影响着修磨时磨石和器械的位置(图 6 - 10)。

无论是修磨直头的还是弯头的镰形刮治器,都应该通过先削刮两个侧面,最后修磨平面的过程来恢复刃锋。过多地削刮平面会减少刃部力量,不建议使用。

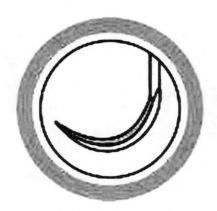

图 6 - 10　镰形刮治器工作端

一、固定器械,运动磨石修磨法

磨石、器械和测试棒的位置取决于您是左利手还是右利手。

1. 右利手者

(1)器械位置:用您的左手竖直握住器械,需要修磨的刃部朝下,且头部朝向您。用食指和拇指支撑器械的颈部,肘部放在桌上您的正前方。颈末端对准 12 点钟位置(图 6 - 11)。

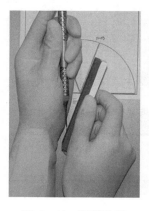

图 6 - 11　器械位置

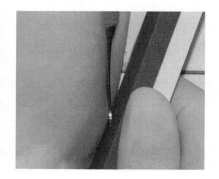

图 6 - 12　磨石位置

(2)磨石位置:将磨石涂有润滑剂的一面靠在刃部的右侧面。磨石首先对准12 点钟位置,然后倾斜至接近 1 点钟的位置(图 6 - 12)。

（3）磨石移动：整个手臂平滑地上下移动磨石，开始进行修磨。从刃部的根部1/3段开始，移向中部1/3段，最后到达顶点的1/3段。您可以看到积淤或金属屑逐渐出现在刃部的整个平面。

（4）修磨另一侧刃面：旋转器械使头部背离您，保持掌握式的手势，用食指和拇指支撑器械的上颈部，颈末端对准12点钟位置，磨石对准1点钟位置，保持此时针位置重复移动磨石，进行修磨。用纱布将积淤和金属屑从刃部和磨石上擦拭掉。

（5）直头镰形刮治器收尾步骤：将其头部朝向您，颈末端对准12点钟位置。将一块圆锥磨石放在器械的平面上，对准3点钟和9点钟。沿着平面自根部向头部轻轻旋转圆锥磨石，去除挂丝。

（6）弯头镰形刮治器收尾步骤：将其头部朝向您，颈末端对准12点钟位置。将一块扁平磨石放在器械的平面上，并对准3点和9点。从一侧到另一侧轻轻移动磨石，去除挂丝。

2. 左利手者

（1）器械位置：用您的右手竖直握住器械，需要修磨的刃部朝下，且头部朝向您。用食指和拇指支撑器械的颈部，肘部放在桌上您的正前方。颈末端对准12点钟位置。

（2）磨石位置：将磨石涂有润滑剂的一面靠在刃部的左侧面。磨石首先对准12点钟位置，然后倾斜至11点钟的位置。

（3）磨石移动：整个手臂平滑地上下移动磨石，开始进行修磨。从刃部的根部1/3段开始，移向中部1/3段，最后到达顶点的1/3段。您可以看到积淤或金属屑逐渐出现在刃部的整个平面。

（4）修磨另一侧刃面：旋转器械使头部背离您，保持掌握式的手势，用食指和拇指支撑器械的颈部，颈末端对准12点钟位置，磨石对准11点钟位置，保持此时针位置重复移动磨石，进行修磨。用纱布将积淤和金属屑从刃部和磨石上擦拭掉。

（5）直头镰形刮治器收尾步骤：将其头部朝向您，颈末端对准12点钟位置。将一块圆锥磨石放在器械的平面上，对准3点钟和9点钟。沿着平面自根部向顶点轻轻旋转圆锥磨石，去除挂丝。

（6）弯头镰形刮治器收尾步骤：将其头部朝向您，颈末端对准12点钟位置。将一块扁平磨石放在器械的平面上，并对准3点和9点。从一侧到另一侧轻轻移动磨石，去除挂丝。

二、固定磨石、运动器械琢磨法

1. 用非主利手将平面磨石固定在台面上，在琢磨时，磨石不可倾斜或滑动。

2. 主利手以改良执笔式握持器械，使其在磨动时不会旋转或改变角度。

3. 用无名指和小指在磨石侧缘作支点。

4. 将刀叶侧面靠在磨面上,使工作角度为 $100°\sim110°$(图 6 - 13)。

5. 前后来回推拉器械,如进行刮治,力量应适中,不宜过大,以免器械磨耗过多,或在磨石上形成划痕,甚至形成卷刃。

6. 使用缓慢的短行径修磨运动,以保持刀刃与磨面的角度不变。琢磨时使用拉力,即向着刀刃方向,从前向后逐步减轻压力。

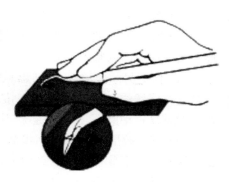

图 6 - 13 镰形器修磨法

7. 两侧刀刃均要进行修磨。

8. 检查刀刃是否锐利,必要时可以重新修磨。

三、测试镰形刮治器

1. 测试棒的位置 测试刃部时,将测试棒夹在您非主利手的食指和拇指之间,棒尖露出约半英寸(1.27 cm),测试棒对准 12 点位置(图 6 - 14)。

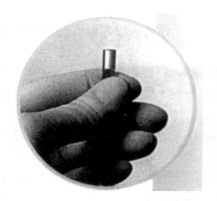

图 6 - 14 测试棒的位置

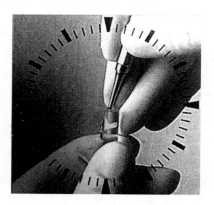

图 6 - 15 右利手者握持器械

2. 右利手者握持器械的位置 右手用握笔式握住器械,将器械绕到测试棒后,露出头部朝向您。以测试棒右侧为支点,让需测试的切削刀刃靠在测试棒左侧。注意无名指不要压在测试棒顶端。颈末端朝 1 点钟位置倾斜,此位置代表刮治时采用的角度(图 6 - 15)。

3. 左利手者握持器械的位置 左手用握笔式握住器械,将器械绕到测试棒后,露出头部朝向您。以测试棒左侧为支点,让需测试的切削刀刃靠在测试棒右侧。注意无名指不要压在测试棒顶端。颈末端朝 11 点钟位置倾斜,此位置代表刮治时采用的角度。

4. 测试刃部　将切削刀刃侧压向测试棒,然后松开。测试整个刃部。锋利的刃会刺入或钩住测试棒,不会滑到测试棒的另一侧。边角刮除后会产生金属音。如果刃部滑到测试棒的另一侧,就说明可能刃部仍然是钝的,或颈部位置不对,或修模时磨石的位置不正确,削刮测试棒会让刃部变钝。

5. 测试另一侧刃面　要测试另一侧的切削刀刃,旋转器械让头部背离您,而颈末端在测试棒前方,重复以上测试操作,注意一定要测试整个刃部。

对器械另一头重复同样的测试步骤。

第四节　通用型匙形器磨利法

通用型匙形器有两个平行的切削刀刃,会聚到一个圆形刀尖,切削刀刃由平面和两个侧面连接而成。平面和颈末端成 90°角(图 6-16)。

一、右利手者

1. 器械位置　用您的左手竖直握住器械,需要修磨的刃部朝下,且头部朝向您。用食指和拇指支撑器械的颈部,肘部放在桌上您的正前方。颈末端对准12 点钟位置(图 6-17)。

2. 磨石位置　将磨石涂有润滑剂的一面靠在刃部的右侧面。磨石首先对准 12 点钟位置,然后倾斜至接近 1 点钟的位置(图 6-18)。

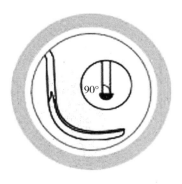

图 6-16　通用型匙形器工作端

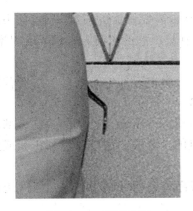

图 6-17　器械位置

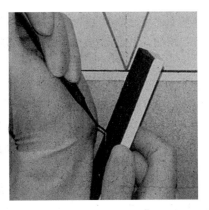

图 6-18　磨石位置

3. 磨石移动　整个手臂平滑地上下移动磨石,开始进行修磨。从刃部的根部1/3 段开始,移向中部 1/3 段,最后到达顶点的 1/3 段。您可以看到积淤或金属屑逐渐出现在刃部的整个平面。

4. 修磨另一侧刃面　旋转器械使头部背离您,保持掌握式的手势,用食指和拇指支撑器械的颈部,颈末端对准 12 点钟位置,磨石对准 1 点钟位置(图 6 - 19)。

5. 修磨刀尖　要保持刮治器刀尖的圆角形状,旋转器械使其顶点对准 3 点钟位置,磨石对准 3 点钟位置,向上倾斜到 2 点钟位置,连续地上下移动磨石,旋绕修磨以磨圆刀尖(图 6 - 20)。

6. 收尾步骤　将其头部朝向您,颈末端对准 12 点钟位置。将一块圆锥或圆柱磨石放在器械的平面上,对准 3 点钟和 9 点钟。沿着平面自根部向刀尖轻轻旋转磨石,去除挂丝(图 6 - 21)。

对器械的另一头重复同样的修磨步骤。

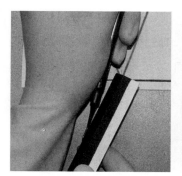 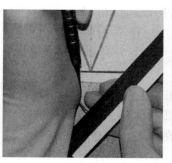 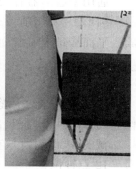

图 6 - 19　修磨刃面　　　　　图 6 - 20　修磨刀尖　　　　　图 6 - 21　收尾

二、左利手者

1. 器械位置　用您的右手竖直握住器械,需要修磨的刃部朝下,且头部朝向您。用食指和拇指支撑器械的颈部,肘部放在桌上您的正前方。颈末端对准 12 点钟位置。

2. 磨石位置　将磨石涂有润滑剂的一面靠在刃部的右侧面。磨石首先对准 12 点钟位置,然后倾斜至接近 11 点钟的位置。

3. 磨石移动　整个手臂平滑地上下移动磨石,开始进行修磨。从刃部的根部1/3 段开始,移向中部 1/3 段,最后到达顶点的 1/3 段。您可以看到积淤或金属屑逐渐出现在刃部的整个平面。

4. 修磨另一侧刃面　旋转器械使头部背离您,保持掌握式的手势,用食指和拇指支撑器械的颈部,颈末端对准 12 点钟位置,磨石对准 11 点钟位置。

5. 修磨刀尖　要保持刮治器刀尖的圆角形状,旋转器械使其顶点对准3点钟位置,磨石对准9点钟位置,向上倾斜到10点钟位置,连续地上下移动磨石,旋绕修磨以磨圆刀尖。

6. 收尾步骤　将其头部朝向您,颈末端对准12点钟位置。将一块圆锥或圆柱磨石放在器械的平面上,对准3点钟和9点钟。沿着平面自根部向顶点轻轻旋转磨石,去除挂丝。

对器械的另一头重复同样的修磨步骤。

三、测试通用型匙形器

1. 测试棒的位置　将测试棒夹在您非主利手的食指和拇指之间,棒尖露出约半英寸(1.27 cm),对准12点位置(图6-22)。

2. 右利手者握持器械的位置　右手用握笔式握住器械,将器械绕到测试棒后,露出头部朝向您。以右侧为支点,让需测试的切削刀刃靠在测试棒左侧。颈末端朝1点钟位置倾斜,测试的角度必须和刮治时采用的角度完全一致(图6-23)。

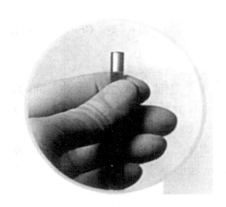

图6-22　测试棒的位置

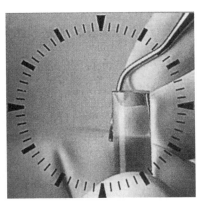

图6-23　右利手者握持器械

3. 左利手者握持器械的位置　左手用握笔式握住器械,将器械绕到测试棒后,露出头部朝向您。以测试棒左侧为支点,让需测试的切削刀刃靠在测试棒右侧。颈末端朝11点钟位置倾斜,此位置代表刮治时采用的角度。测试的角度必须和刮治时采用的角度完全一致。

4. 测试刃部　将切削刀刃侧压向测试棒,然后松开。测试整个刃部。锋利的刃会刺入或钩住测试棒,不会滑到测试棒的另一侧。边角刮除后会产生金属音。如果刃部滑到测试棒的另一侧,就说明可能刃部仍然是钝的,或颈末端的位置不对,或修磨时磨石的位置不正确,削刮测试棒会让刃部变钝。

5. 测试另一侧刃面　要测试另一侧的切削刀刃,旋转器械让头部背离您,而颈末端在测试棒前方,重复以上测试操作,注意一定要测试整个刃部。

第五节　Gracey 匙形器磨利法

Gracey 匙形器不同于通用型刮治器和镰形刮治器,其平面是一个下弯的 70°角,这令其仅具有一个需要修磨的切削刀刃(较低的一侧)。Gracey 匙形器的刃部并不像看上去那样弯向一侧,实际上是直的,这是由于它由颈部延伸而来,在进行修磨时记住这一点非常重要,以便保持原有的刃部设计(图 6 - 24)。

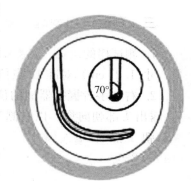

Gracey 匙形器是组对设计的产品,其头部用编号确定。每支双头 Gracey 匙形器都由一个单数编号和一个双数编号确定其头部。

图 6 - 24　Gracey 匙形器工作端

一、刃部定位

1. 右利手者的刃部定位　对所有编号为单数的 Gracey 匙形器头部,修磨时让刃尖朝向您。对所有编号为双数的 Gracey 匙形器头部,让刃尖背向您。这样确定了位于刃部右侧较低的切削刀刃。

2. 左利手者的刃部定位　对所有编号为单数的 Gracey 匙形器头部,修磨时让刃尖背向您。对所有编号为双数的 Gracey 匙形器头部,让刃尖朝向您。这样确定了位于刃部左侧较低的切削刀刃。

二、右利手者

1. 编号为单数的头部

(1)器械位置:先从编号为单数的头部开始,左手用掌握式的手势竖直握住器械,需要修磨的刃部朝下,且头部朝向您。用食指和拇指支撑器械的颈部,注意器械的颈末端要倾斜至 11 点钟位置(图 6 - 25)。

(2)磨石位置:将磨石靠在刃部的右侧面。磨石首先对准 12 点钟位置,然后倾斜至接近 1 点钟的位置(图 6 - 26)。

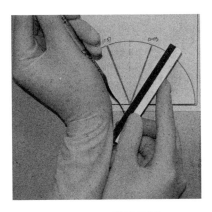

图 6 - 25　器械位置

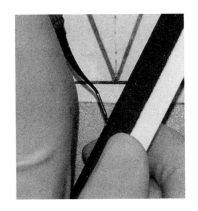

图 6 - 26　磨石位置

（3）磨石移动：整个手臂平滑地上下移动磨石，开始进行修磨。从刃部的根部 1/3 段开始，移向中部 1/3 段，最后到达顶点的 1/3 段。常见的错误是没有修磨到整个刃部的长度。保持沿着整个刃部进行连续的上下移动。您可以看到积淤或金属屑逐渐出现在刃部的整个平面。

（4）修磨刀尖：保持颈末端对准 11 点钟位置，缓慢旋转器械使其头部对准 3 点钟位置。器械正面应该和桌面平行。磨石对准 3 点钟位置，向上倾斜到 2 点钟位置。连续地上下移动磨石，旋转选磨以磨圆刀尖，用纱布将积淤或金属屑从刃部和磨石上擦拭掉（图 6 - 27）。

（5）收尾步骤：让其头部朝向您，颈末端对准 11 点钟位置，将一块圆锥或圆柱磨石放在器械的平面上，对准 3 点钟和 9 点钟。沿着平面自根部向刀尖轻轻旋转磨石，去除挂丝。

2. 编号为双数的头部

（1）器械位置：让编号为双数的头部朝下，且背

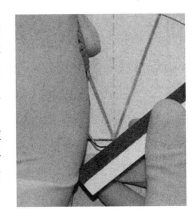

图 6 - 27　修磨刀尖

向您。用掌握式握住器械，用食指和拇指支撑器械的颈部，保持颈末端对准 11 点钟位置，重复修磨步骤。

（2）修磨刀尖：旋转器械使其头部对准 3 点钟位置。器械正面应该和桌面平行。磨石对准 3 点钟位置，向上倾斜到 2 点钟位置。连续地上下移动磨石，旋转选磨以磨圆刀尖，用纱布将积淤或金属屑从刃部和磨石上擦拭掉。

（3）收尾步骤：让其头部朝向您，颈末端对准 1 点钟位置，将一块圆锥或圆柱磨石放在器械的平面上，对准 3 点钟和 9 点钟。沿着平面自根部向刀尖轻轻旋转

磨石,去除挂丝。

三、左利手者

1. 编号为双数的头部

(1) 器械位置:先从编号为双数的头部开始,右手用掌握式的手势竖直握住器械,需要修磨的刃部朝下,且头部朝向您。用食指和拇指支撑器械的颈部,注意器械的颈末端要倾斜至 1 点钟位置。

(2) 磨石位置:将磨石靠在刃部的左侧面。磨石首先对准 12 点钟位置,然后倾斜到 11 点钟的位置。

(3) 磨石移动:整个手臂平滑地上下移动磨石,开始进行修磨。从刃部的根部 1/3 段开始,移向中部 1/3 段,最后到达顶点的 1/3 段。常见的错误是没有修磨到整个刃部的长度。保持沿着整个刃部进行连续的上下移动。您可以看到积淤或金属屑逐渐出现在刃部的整个平面。

(4) 修磨刀尖:保持颈末端对准 1 点钟位置,缓慢旋转器械使其头部对准 9 点钟位置。器械正面应该和桌面平行。磨石对准 9 点钟位置,向上倾斜到 10 点钟位置。连续地上下移动磨石,旋转选磨以磨圆刀尖,用纱布将积淤或金属屑从刃部和磨石上擦拭掉。

(5) 收尾步骤:让其头部朝向您,颈末端对准 1 点钟位置,将一块圆锥或圆柱磨石放在器械的平面上,对准 3 点钟和 9 点钟。沿着平面自根部向刀尖轻轻旋转磨石,去除挂丝。

2. 编号为单数的头部

(1) 用掌握式握住器械,用食指和拇指支撑器械的颈部,保持颈末端对准 1 点钟位置。

(2) 修磨刀尖:旋转器械使其头部对准 9 点钟位置。器械正面应该和桌面平行。磨石对准 9 点钟位置,向上倾斜到 10 点钟位置。连续地上下移动磨石,旋转选磨以磨圆刀尖,用纱布将积淤或金属屑从刃部和磨石上擦拭掉。

(3) 收尾步骤:让其头部朝向您,颈末端对准 11 点钟位置,将一块圆锥或圆柱磨石放在器械的平面上,对准 3 点钟和 9 点钟。沿着平面自根部向刀尖轻轻旋转磨石,去除挂丝。

四、测试 Gracey 匙形器

1. 测试棒的位置　测试棒和刮治器颈末端均对准 12 点位置。

2. 右利手者握持器械的位置　右手用握笔式握住器械,编号为单数的 Gracey

头部应朝向您,将器械绕到测试棒后,以右侧为支点,让需测试的切削刀刃靠在测试棒左侧。编号为双数的 Gracey 头部应背向您,将器械放在测试棒前方,测试棒和刮治器颈末端均对准 12 点位置,注意无名指不要压在测试棒顶端。测试时,将无名指放在测试棒和切削刀刃相对的另一侧以起到支撑作用。测试的角度必须和刮治时采用的角度完全一致(图 6 - 28)。

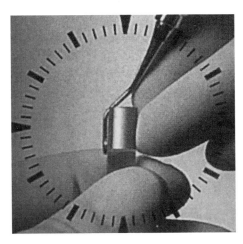

图 6 - 28　修磨刀尖

3. 左利手者握持器械的位置　编号为双数的 Gracey 头部应朝向您,将器械绕到测试棒后方,以左侧为支点,让需测试的切削刀刃靠在测试棒右侧。编号为单数的 Gracey 头部应背向您,将器械放在测试棒前方,测试棒和刮治器颈末端均对准 12 点位置,注意无名指不要压在测试棒顶端。测试时,将无名指放在测试棒和切削刀刃相对的另一侧以起到支撑作用。测试的角度必须和刮治时采用的角度完全一致。

4. 测试刃部　将切削刀刃侧压向测试棒,然后松开。测试整个刃部。锋利的刀会刺入或钩住测试棒,不会滑到测试棒的另一侧。边角刮除后会产生金属音。如果刃部滑到测试棒的另一侧,就说明可能刃部仍然是钝的,或颈末端的位置不对,或修磨时磨石的位置不正确,削刮测试棒会让刃部变钝。

第六节　锄形器磨利法

锄形器,包括锄形洁治器和锄形刮治器。都只有刀叶末端一个线状刃,其刀叶与器械的干形成 99°～100°角。刀刃由内侧面与叶面会合而成,内倾角 45°(图 6－29)。

锄形器的修磨步骤

1. 选择合适的平面磨石,用左手将其固定在台面上,使其不移动。

2. 右手执笔式握持器械,用无名指和小指在磨石侧缘作稳固的支点。

3. 将锄形器刃面抵靠在磨面上,使之与磨面完全贴合,刀叶侧面与叶面的交角为 45°。维持此贴合关系,则能保证修磨后刀叶不会变形。

4. 用适当的压力拉动器械,向刀刃方向磨动。磨动行程宜短、宜慢,手、臂同时运动,以不改变刃面与磨面的关系。

5. 逐步减轻压力,然后用推压力将刀叶推至原位。同样,保持刀叶刃面与磨面密切贴合,如此反复。

6. 修磨运动最后一次磨动时,应为拉压力运动,以免形成卷刃。

7. 检查刀刃是否锐利,必要时可重复再磨,注意保证器械不致变形。

8. 用左手握持器械,刀刃向前,右手持磨石,然后用磨石在刀刃角部轻轻向叶面方向作弧形磨动。一般 2～3 次即可。这样,使刀刃的二侧角稍稍圆钝,以免临床应用时在牙面形成划痕或撕裂软组织(图 6－30)。

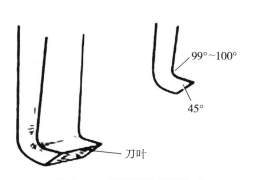

图 6－29　锄形刮治器工作端

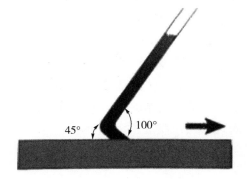

图 6－30　锄形刮治器工作端修磨

第七节　电动磨利器操作法

sidekick 磨利器是一个电池动力型修磨设备,使用非常人性化(图 6‑31)。这种修磨器由以下几部分组成:

1. 两个定位导板通道　S/U 通道用于修磨镰形和通用刮治器,G 通道用于修磨 Gracey 刮治器(图 6‑32)。

2. 两个垂直阻挡板。

3. 两个终止杆向导。

4. 一个用来修磨刮治器尖的向导。

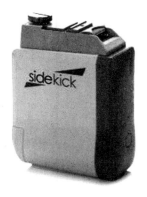

图 6‑31　sidekick 磨利器

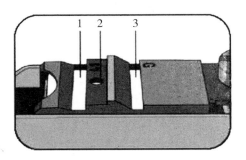

图 6‑32　sidekick 磨利器:定位导板通道

一、sidekick 磨利器修磨镰形器和通用型刮治器

1. 把工作端放在 S/U 通道里,工作刃背部的中段紧靠 S/U 通道的垂直阻挡(图 6‑33)。

2. 器械柄的下段紧靠终止杆,弧形或者直的工作刃的工作端的位置是一样的,打开磨利器开关(图 6‑34)。

3. 用轻微的压力对着磨石移动刀刃,在修磨过程中保持与垂直阻挡和终止杆相接触。移动 2~3 次刀刃。用测试棒来测试锋利度(图 6‑35)。

重复这个程序来修磨工作端的其他刀刃。

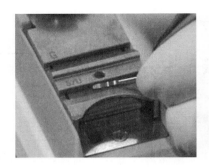

图 6 - 33　工作端置入

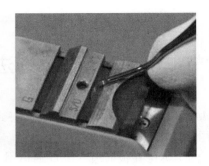

图 6 - 34　打开开关

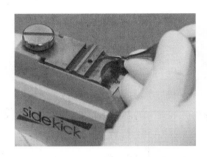

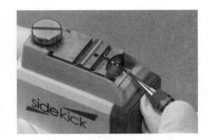

图 6 - 35　移动刀刃

4. 修磨刮治器的尖　把工作尖放到尖部向导里,将工作端背部紧靠洞边缘,从一边至另一边移动尖 2～3 次(图 6 - 36)。

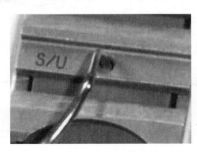

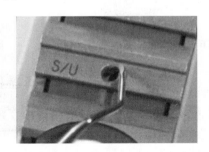

图 6 - 36　修磨刮治器的尖

二、sidekick 磨利器修磨 Gracey 刮治器

1. 把工作端放在 G 通道里,工作刃的中段紧靠 G 通道的垂直阻挡(图 6 - 37)。
2. 器械的下端柄紧靠终止杆(图 6 - 38)。
3. 轻轻移动刀刃摩擦,修磨过程中保持刀刃与垂直阻挡和终止挡同时接触,修磨刀刃 2～3 次。用塑料测试棒来检查锋利度(图 6 - 39)。

4. 修磨刀尖　把刀尖放到尖部向导里,工作刃背部紧靠洞边缘,从一边至另一边移动尖 2～3 次(图 6-40)。

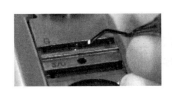
图 6-37　工作端置入

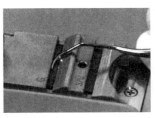
图 6-38　下端柄与
终止杆紧靠

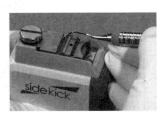
图 6-39　移动刀刃

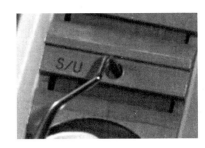
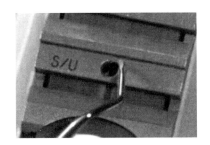
图 6-40　修磨刮治器的尖

第八节　器械与磨石的保养

一、器械的保养

牙周器械,特别是刀形器械均比较精细,刀刃也十分锐利。除了在使用时注意保护刀叶以减少器械损耗外,修磨时也应注意不要过度用力,并且不要一次磨除太多,否则刀刃太薄,则抗力减弱。

在使用过程中还应注意如下问题:

1. 器械清洗、消毒或其他原因将多支器械放在一起时,要尽量保持刀叶不要相互扯挂,否则,刀叶极易损伤。

2. 有刃器械不能用煮沸法消毒。若用高压灭菌法消毒,需将每支器械单独包装,或每支单独用纱布包好裹紧,否则可使器械变钝。

3. 临床使用时,刀叶面与牙面角度要适当,不恰当的角度不仅损伤牙面,而且损伤器械。器械刀刃也不要在金属修复体上刮动,更不能用其修整修复体悬突。

4. 长期不使用的器械应该在刀叶上涂油保存。

二、磨石的保养

1. 磨石润滑剂

(1)润滑剂一般为水或油,用在磨石的表面来减少器械和磨石的摩擦力。

(2)润滑剂帮助金属碎屑不粘在磨石的表面,这些金属屑可以嵌入磨石的表面从而减少它的有效性。

(3)润滑剂可以减少器械和磨石之间的摩擦热量,没有润滑的磨石比润滑过的更换更频繁。

(4)在患者治疗过程中推荐使用人造磨石,因其可以用水来润滑。

(5)天然磨石必须用油来润滑,不建议在治疗过程中使用,因为油不好灭菌消毒。

2. 天然磨石的保养

(1)擦净磨石表面的油污,清理干净沾在表面的金属屑。

(2)用汽油、氨水或煤油擦洗磨石,使之完全没有油灰污物。

(3)磨石定期作高压灭菌消毒。

(4)消毒后,表面涂上一薄层油保存备用。

平时不用的天然磨石要用纱布包好,最好用浸油的纱布包里层,外层用干布包裹,然后放在一盒中,以保持磨石表面不干燥。磨石多次使用后,常常在其表面有一层金属碎屑形成的薄膜状污层,这样会降低磨石的使用效率。这主要是每次使用后未能及时清洗干净所致。磨石上一旦发现沾污层,则应用砂纸将其磨去,然后消毒备用。

3. 人工磨石的保养　人工磨石使用后,应该用肥皂水清洗干净,定期作高压灭菌,然后将其妥善保存避免表面受到碰撞。当磨石表面有任何一点破损时(特别是固定磨石),均不应继续使用。

磨石和器械的保养还应注意厂家的说明书,注意有无特殊要求。

三、器械更换

器械寿命是有限的,最终需更换。经常的修磨可以保持工作刃的设计特点,结合保养,可以延长器械的使用寿命。当工作刃随着使用和修磨变薄时,就应该更换。有研究报道表明,20%的刀刃厚度减少即导致强度的显著减少。

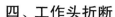

四、工作头折断

器械的工作刃在每次使用完都应在放大镜下仔细检查。

1. 器械工作刃变薄即需要更换,错误修磨的工作刃应该重新修磨或更换器械。

（1）薄或错误修磨的工作刃在对牙面施加侧向力时会折断。

（2）经常的、正确的修磨技术和及时更换薄的或错误修磨的工作刃可以使刀刃折断的可能性降至最低。

2. 折断的工作头会导致严重的后果。

（1）如果折断的工作头遗留在组织,会导致组织炎症和脓肿形成。

（2）如果工作尖被吸入肺,会发展成严重的感染。

（3）如果吞进胃,工作尖可能通过胃肠道而排出,一般不会造成损害。

（4）如果在口腔中找不到工作尖,需拍胸片来确定工作尖没有被吸入肺。

3. 工作头折断后的处理

（1）保持冷静。

（2）保持患者头部位置:不要试图用气枪定位工作尖,气流可能会将工作尖吹入软组织中;不要试图用吸唾器去除工作尖,吸唾器可能去除工作尖,但同时也会搞不清楚到底有没有去除工作尖。

（3）检查工作尖折断的位置,如黏膜转折处、口底。如果工作尖在组织的表面,可以用纱布轻易地抓住工作尖。

（4）如果工作尖不在组织的表面,检查折断区域的龈沟或者牙周袋。刮治器以远中舌或颊线角插入龈沟或牙周袋内,缓慢移动直至探到工作尖。探到工作尖后,像用勺子一样从沟底挖出工作尖。

（5）如果不能定位,拍一个折断区域的根尖片。如果能定位,用上述刮治器去除。如果不能去除,需牙周科医生手术去除。

（6）如果仍然不能在口腔内找到,要让患者拍胸片来确定工作尖是否被吸入到肺里。

参考文献

［1］孙卫斌. 牙周基础治疗技术［M］. 南京：江苏科学出版社，2007.

［2］孟焕新. 牙周病学［M］. 4 版. 北京：人民卫生出版社，2012.

［3］Jill Gehrig M A，Rebecca Sroda，Darlene Saccuzzo. Fundamentals of Periodontal Instrumentation and Advanced Root Instrumentation［M］. Spiralbound，2016.

［4］Dean. Contemporary periodontal instrumentation［M］. W B Saunders，1996.